Die Therapie der Syphilis.

Ihre Entwicklung
und ihr gegenwärtiger Stand.

Von

Dr. Paul Mulzer
in Berlin.

Mit einem Vorwort von

Geh. Reg.-Rat Prof. Dr. P. Uhlenhuth.

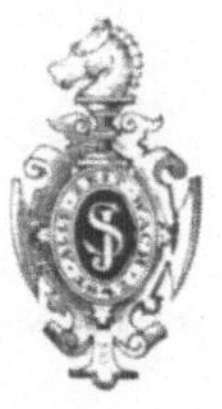

Berlin.
Verlag von Julius Springer.
1911.

ISBN 978-3-642-89472-5   ISBN 978-3-642-91328-0 (eBook)
DOI 10.1007/978-3-642-91328-0

Universitäts-Buchdruckerei von Gustav Schade (Otto Francke)
Berlin und Fürstenwalde.

Sr. Königlichen Hoheit

Dr. med. Ludwig Ferdinand,

Prinz von Bayern,

in größter Verehrung

zugeeignet.

Vorwort.

Eine Reihe der besten und wirksamsten Heilmittel im
Kampfe gegen die Infektionskrankheiten verdankt unser Arznei-
schatz nicht der exakten wissenschaftlichen Forschung, sondern
der rohen Empirie. Ich nenne hier das Chinin, das Jod, die
Salizylsäure, das Quecksilber und das Arsen.

Der Satz „Probieren geht über Studieren" hat auch heute noch
eine gewisse Berechtigung, und selbst in der jetzigen Ära der
exakten experimentellen Therapie können wir uns über dieses an
sich unwissenschaftlich klingende Wort nicht ganz hinwegsetzen.
Der Unterschied gegen früher besteht nur darin, daß wir bei vielen
Infektionskrankheiten, gegen die wir mit diesen Mitteln heute zu
Felde ziehen, die Erreger kennen gelernt haben; wir können sie
zum Teil auch auf Tiere übertragen und somit bei diesen unsere
Versuche anstellen. Letztere gestalten sich heute aber auch wesentlich anders wie früher, da wir heute auf Grund unserer genauen
Kenntnisse die abtötende Wirkung vieler Arzneimittel auf die betr.
Mikroparasiten mit unsern Augen unter dem Mikroskop
beobachten und verfolgen können. Das ist ein gewaltiger Fortschritt und für den Arzt und Forscher ein schönes, befriedigendes
Bewußtsein, welches das Studium der Chemotherapie zu einem
so anziehenden und fruchtbringenden gestaltet.

Aus der empirischen ist eine kausale Therapie geworden.
Es ist auch begreiflich, daß wir die Kenntnis der sachgemäßen
und zielbewußten Anwendung dieser Mittel in erster Linie der
bakteriologischen Wissenschaft verdanken, deren Aufgabe es ja
ist, nicht nur die Ursachen der Infektionskrankheiten zu er-
forschen, sondern auch ihre Erreger innerhalb und außerhalb des
menschlichen und tierischen Körpers zu vernichten.

Ganz besonders gilt das für die heute im Vordergrund des ärztlichen Interesses stehenden aromatischen Arsenpräparate,

derèn Wirksamkeit in der Werkstätte des Bakteriologen erprobt und die sich als mächtige Waffen im Kampfe gegen die Trypanosomen- und Spirochaeten-Krankheiten erwiesen haben.

Bei der Rekurrens und Syphilis, der gefürchtetsten Spirochaetenkrankheit des Menschen, haben diese Arsenpräparate vielfach bereits Erfreuliches geleistet. Allerdings müssen wir gestehen, daß wir auch heute noch von einem Idealheilmittel der Syphilis weit entfernt sind, da, wie es scheint, fast alle bisher angewandten Arsenpräparate einer gewissen neurotropen Wirkung nicht ganz entbehren. Immerhin möchten wir aber auf die aromatischen Arsenpräparate bei der Behandlung der Syphilis nicht mehr verzichten, zumal da sie dort wirksam eintreten, wo Jod und Quecksilber versagen. —

Das vorliegende Buch meines auf dem Gebiete der experimentellen Syphilisforschung bewährten Mitarbeiters Herrn Dr. Mulzer soll den praktischen Arzt über den gegenwärtigen Stand der modernen Syphilistherapie unterweisen, ihm vorführen, was sie bisher geleistet und ihm zugleich den Weg zeigen, auf dem sich diese Therapie bis heute entwickelt hat.

Da die Arbeiten des Kaiserlichen Gesundheitsamtes durch die Entdeckung der Spirochaete pallida, durch die Forschungen über die experimentelle Kaninchensyphilis und vor allem auch durch den Aufbau und Ausbau der experimentellen Grundlage der organischen Arsentherapie der Spirillosen und besonders der Syphilis diesen Fortschritt angebahnt und wesentlich gefördert haben, so ist es mir eine besondere Freude, diesem Buche ein Geleitwort mit auf den Weg zu geben und damit den Wunsch zu verbinden, daß die Arsentherapie in ihrer jetzigen Form und in ihrer weiteren Vervollkommnung der leidenden Menschheit zum Segen gereichen möge.

Berlin-Groß-Lichterfelde, den 16. Dezember 1910.
(Kaiserl. Gesundheitsamt.)

Paul Uhlenhuth.

Inhaltsverzeichnis.

Einleitung.

Nachdem F. Schaudinn im Kaiserl. Gesundheitsamt im April 1905 die Spirochaete pallida entdeckt und gemeinsam mit E. Hoffmann über das konstante Vorkommen dieses eigenartigen Mikroorganismus in den verschiedenartigsten infektiösen Krankheitsprodukten der Syphilis berichtet hatte, nahm die Erforschung der Syphilis einen ungeahnten, gewaltigen Aufschwung. Von vielen Forschern wurden die epochemachenden Mitteilungen Schaudinns und Hoffmanns nachgeprüft. In kurzer Zeit lagen zahlreiche Arbeiten vor, die diese Befunde bestätigten und erweiterten, so daß die Wahrscheinlichkeit, in der Spirochaete pallida den Erreger der Syphilis erblicken zu können, immer größer wurde. Bald hatte man sich überzeugt, daß eine syphilitische Erkrankung des Organismus vorliegen mußte, wenn man in irgendwelchen Krankheitserscheinungen die Spirochaete pallida mit Sicherheit nachweisen konnte. Fand sich in einem Geschwür oder in einer Erosion, die nicht mit Sicherheit klinisch diagnostiziert werden konnten, die Spirochaete pallida, so konnte man diese als syphilitischen Primäraffekt ansprechen. Das spätere Auftreten von Secundärerscheinungen bestätigte stets die Richtigkeit dieser Diagnose. In der Folgezeit gelang es auch, in den Produkten experimenteller Tiersyphilis regelmäßig die Spirochaete pallida nachzuweisen und diese Krankheitsformen durch spezifische Heilmittel therapeutisch zu beeinflussen. Alle diese Tatsachen lehren uns nun, daß die Spirochaete pallida wirklich der Erreger der Syphilis ist.

Diese Ergebnisse fanden ihre praktische Anwendung zunächst vor allem in der Sicherstellung der Diagnose der Syphilis. Es ist das Verdienst Erich Hoffmanns, immer wieder auf die außerordentliche diagnostische Bedeutung des Nachweises der Spirochaete pallida in fraglichen Krankheitsprodukten hingewiesen zu haben.

Einen weiteren Fortschritt der modernen Syphilisforschung bedeutete die Einführung der Serodiagnostik durch A. Wassermann, A. Neißer und C. Bruck. Gestützt auf die Erfahrungen und Beobachtungen zahlreicher Kliniker unterliegt es heute wohl keinem Zweifel mehr, daß der positive Ausfall der Wassermannschen Reaktion mit größter Wahrscheinlichkeit dafür spricht, daß bei dem betreffendem Individuum, dessen Blutserum diese Reaktion gibt, einmal eine syphilitische Infektion stattgefunden hat. Vorbedingung für einen derartigen Schluß ist natürlich eine gute Fertigkeit in der Ausführung der Reaktion und eine einwandfreie Technik.

Schon einige Zeit vor der Entdeckung der Spirochaete pallida war es Metschnikoff und Roux gelungen, die Syphilis auf Affen zu übertragen. Von dieser Entdeckung ausgehend, konnten dann A. Neißer und seine Mitarbeiter nach jahrelanger Arbeit in Batavia manche äußerst wertvolle Probleme der Pathologie und Therapie der Syphilis experimentell an Affen lösen. Bertarelli, Levaditi, Parodi, Hoffmann, Löhe und Verf., Uhlenhuth und Weidanz, Grouven, Truffi und anderen Forschern gelang es dann später, auch Kaninchen experimentell mit Syphilis zu infizieren; doch wurden diese Resultate mehr oder weniger als zufällige und seltene Ergebnisse angesehen. Erst Uhlenhuth und ich konnten in planmäßig angelegten experimentellen Studien über die Hodensyphilis bei Kaninchen zeigen, daß diese Tiere mehr wie alle anderen Versuchstiere einschließlich der niederen Affen für eine derartige experimentelle Forschung geeignet sind. Auf dieser Tatsache, die bald auch von anderen Autoren wie Truffi, Menzincesku, Tomasczewski und M. Koch bestätigt wurde, beruhen auch im letzten Grunde die Erfolge, die die moderne Chemotherapie der Syphilis gezeitigt hat.

Einfluß der Ergebnisse der Syphilisforschung auf die bisherige Quecksilbertherapie.

Eine Jahrhunderte alte Erfahrung hat uns gelehrt, daß von allen gegen die Syphilis angewandten Mitteln zweifellos das Quecksilber das mächtigste und wirksamste ist. Mancherlei Irrtümer in seiner therapeutischen Anwendung aus Verkennung von Ursache und Wirkung haben in früheren Zeiten oft zu schweren Schädigungen der damit zu intensiv behandelten Individuen geführt. Wenn auch dieses Medikament dadurch heute noch in manchen Laienkreisen diskreditiert ist, so wissen wir doch, daß das Quecksilber bei gewissenhafter ärztlicherAnwendung und Kontrolle gegenwärtig das einzige Mittel ist, das, wenn auch nicht in allen Fällen, eine wirkliche, definitive Heilung der Syphilis zu erzielen imstande ist. Für die Richtigkeit dieser Annahme spricht die Tatsache, „daß schwere tertiäre Symptome am häufigsten in unbehandelten oder ungenügend behandelten Fällen auftreten, während umgekehrt frühzeitige energische Quecksilberbehandlung den besten Schutz gegen dieselben gewährt." (E. Lesser).

Auf die speziellen Indikationen dieser Therapie, bzw. auf die verschiedenen Quecksilberpräparate und ihre Anwendung in den einzelnen Stadien der Syphilis will ich hier nicht näher eingehen. Ich möchte nur kurz rekapitulieren, wann wir früher, d.h. bis zur Entdeckung des Syphiliserregers, die Allgemeinbehandlung begonnen haben. Es standen sich da zwei Ansichten gegenüber. Die einen wollten die spezifische Behandlung so früh als möglich, d. h. unmittelbar nach der Erkennung des Primäraffektes als solchen beginnen, die anderen, und darunter unsere hervorragendsten Syphilidologen, glaubten abwarten zu müssen, bis das Auftreten der ersten sekundären Erscheinungen eine Generalisierung des syphilitischen Virus anzeige.

Sie stützten sich bei diesem therapeutischen Vorgehen auf ihre Erfahrungen und die anderer Kliniker, nach denen erst im Stadium der Allgemeinsyphilis das Quecksilber am nachhaltigsten wirke, und eine Kupierung der Syphilis durch frühzeitige Behandlung derselben und damit die Verhütung des Ausbruches einer Allgemeininfektion niemals erreicht würde. Vor allen Dingen aber glaubte man bis zum Ausbruch der Roseola warten zu müssen, weil dann erst die Diagnose auf Syphilis mit absoluter Sicherheit gestellt werden könne, da sich bei den mannigfachen, oft recht uncharakteristischen Erscheinungsformen des Primäraffektes selbst der erfahrenste Kliniker täuschen könne.

Jetzt, wo wir imstande sind, in fraglichen Krankheitsprodukten den Nachweis der Spirochaete pallida eventuell durch wiederholte sorgfältige Untersuchungen zu führen und diese so mit absoluter Sicherheit als syphilitische Primärläsionen zu erkennen, fällt dieses Bedenken weg.

Aber auch der Einwand, daß erst bei Ausbruch der Sekundärerscheinungen das syphilitische Virus im Organismus verbreitet und dann eher einer spezifischen Allgemeinbehandlung zugänglich sei, ist durch das Tierexperiment hinfällig geworden. Hoffmann konnte experimentell feststellen, daß das Blut von Syphilitikern schon in der 6. Woche nach der Infektion, also mehrere Wochen vor Ausbruch der Sekundärerscheinungen, bei damit geimpften Affen Syphilis hervorrufe. Neißer erbrachte den Nachweis, daß die inneren Organe von Affen schon zur Zeit des Auftretens des Primäraffektes, ja meistens schon viel früher das syphilitische Virus enthalten, dadurch, daß er durch das Verimpfen eines Milz-Leber-Knochenmarkbreies derartig erkrankter Tiere bei anderen gesunden Affen typische syphilitische Krankheitsformen erzeugen konnte. In derselben Weise konnten auch Uhlenhuth und ich diese Tatsache für die primäre Impfsyphilis der Kaninchen feststellen. Hierzu kommt als beweisend noch der Umstand in Betracht, daß nach Angabe der meisten Autoren die Wassermannsche Reaktion fast in der Hälfte der Fälle bereits im Primärstadium einen positiven Ausfall ergibt.

Durch die klinischen Beobachtungen von Holländer, Hoffmann, Thalmann und anderen wissen wir aber wiederum, daß bei der sogenannten „Frühbehandlung" der Syphilis, Exzision

des Primäraffektes mit nachfolgender intensiver Quecksilberbehandlung, wenn auch nur äußerst selten vollkommene
Heilungen, so doch zum mindesten eine gewisse Abschwächung
in der Intensität des weiteren Verlaufes der Syphilis erzielt
werden kann.

Für den Praktiker ergibt sich daher die Notwendigkeit,
sobald die Diagnose Lues mit Sicherheit gestellt ist,
d. h. sobald Spirochaetae pallidae in verdächtigen Krankheitsprodukten nachgewiesen worden sind, die Allgemeinbehandlung
zu beginnen. Man wird versuchen, durch möglichst weit im
Gesunden vorgenommene Exzision den Primäraffekt zu
entfernen. um sich der Möglichkeit, die Syphilis kupieren zu
können, nicht zu begeben, oder um wenigstens eine weitere Ein-
wanderung der Spirochaeten von dieser Stelle aus in den Organismus zu verhüten. Wo dies infolge der anatomischen Lage nicht möglich ist, wird man ihn durch Kauterisation, durch Heißluft-
behandlung oder durch Bedecken mit Quecksilberpflaster,
zu zerstören, eventuell durch Einspritzungen von löslichen Queck-
silber- oder Arsenpräparaten (z. B. Hydrargyrum oxycyanatum,
Atoxyl, Ehrlich-Hata), die Spirochaeten an Ort und Stelle zu
vernichten suchen. „Auch vom Standpunkt der Prophylaxe
aus ist es jedenfalls sehr erwünscht, den Schanker als Quelle neuer
Infektionen so schnell als möglich zu beseitigen." (Hoffmann).

Meiner Erfahrung nach wählt man bei der Einleitung der Allgemeinbehandlung nicht gerade das kräftigste der uns zur Verfügung
stehenden Quecksilberpräparate, um die Möglichkeit einer
gewissen Steigerung der Stärke der einzelnen Kuren nicht
zu verlieren. Man wird eine größere Intensität der ersten Kur mehr
durch die längere Dauer derselben zu erreichen suchen.

Die Tierversuche Neißers und seiner Mitarbeiter haben gelehrt,
daß das Quecksilber ein direktes Heilmittel der Syphilis ist, und zwar
nicht nur im Stadium der manifesten Lues, sondern auch in Stadien
der Latenz. Daraus folgert Neißer die Berechtigung unserer bisherigen Therapie, das Quecksilber bei der menschlichen Syphilis
nicht bloß als symptomatisches Heilmittel anzuwenden, sondern
auch in denjenigen Fällen, wo wir klinisch keine Symptome feststellen können, aber doch teils aus der allgemeinen Erfahrung,
teils durch die Serodiagnostik wissen, daß noch Luesgift im Körper
ist. Bedenken wir noch, daß in den meisten Krankheitsformen

der sekundären Periode Spirochaeten nachgewiesen werden können, daß diese sich also sehr lange im Körper zu halten vermögen, so ist durch alle diese Tatsachen die Berechtigung, ja die Notwendigkeit der chronisch-intermittierenden Behandlung der Syphilis im vollsten Maße erwiesen.

Was die Frage betrifft, wie weit der Ausfall der Wassermannschen Reaktion unser therapeutisches Handeln beeinflussen dürfe, so ist diese gegenwärtig noch nicht geklärt. So lange wir nicht bestimmt das eigentliche Wesen dieser Reaktion kennen, wird auch eine vollkommene Lösung dieser Frage nicht zu erwarten sein. Die Mehrzahl der Autoren nimmt an, daß der positive Ausfall der Wassermannschen Reaktion mit absoluter Sicherheit darauf hinweise, daß noch aktives Syphilisvirus im Organismus vorhanden sei. Daraus folgert natürlich, daß in jedem Falle, in dem die Seroreaktion ein positives Resultat ergibt, eine antisyphilitische Behandlung einzuleiten sei, gleichgültig ob manifeste Symptome bestehen oder nicht. Die anderen Kliniker, denen auch ich mich anschließe, erkennen zwar an, daß ein gewisser Einfluß der spezifischen Therapie auf den Ausfall der Reaktion in der Tat vorhanden zu sein scheint, glauben aber, daß derselbe zu wenig konstant und gesetzmäßig sei, um besonders bei älteren Luesfällen für sich allein eine für den Organismus doch immerhin nicht ganz gleichgültige Therapie zu bedingen. Der praktische Wert der Wassermannschen Reaktion liegt meines Erachtens ebenfalls hauptsächlich auf dem Gebiete der Diagnose, bzw. der Differentialdiagnose. Für die Therapie kann diese Reaktion insofern herangezogen werden, als ein positiver Ausfall derselben mit einer an Gewißheit grenzenden Wahrscheinlichkeit besagt, daß eine luetische Infektion bei dem Individuum, dessen Blut diese Reaktion gibt, stattgefunden hat. Wir werden dann eine genaue Anamnese des Krankheitsverlaufes und der bisherigen Therapie aufnehmen und in erster Linie von deren Ergebnis unsere weiteren therapeutischen Maßregeln abhängig machen. Dasselbe gilt, allerdings noch in weit geringerem Maße, für einen event. negativen Ausfall der Wassermannschen Reaktion. An und für sich besagt dieser natürlich gar nichts. Nur wenn die wiederholt in verschiedenen Zwischenräumen vorgenommene Blutuntersuchung stets ein einwandsfrei negatives Resultat ergeben hat, und wenn weder anamnestisch noch klinisch irgendwelche sicheren Anhaltspunkte für Syphilis bestehen, kann auch der negative Ausfall der Reaktion diagnostisch verwertet werden. Sonst kann er aber in keiner Weise das Handeln des Praktikers weder hinsichtlich der Prognose noch bezüglich der Therapie irgendwie beeinflussen, da wir wissen, daß selbst bei manifesten luetischen Symptomen ein negativer Ausfall der Wassermann-Reaktion nicht immer ausgeschlossen ist. Eine spezifische Kur, bzw. die Dauer und Intensität derselben unter ständiger Kontrolle der Wassermannschen Reaktion vorzunehmen und den Effekt und die Dauer einer solchen Kur von dem jeweiligen Ausfall der Wassermannschen Reaktion abhängig zu machen, wie dies von einigen Autoren gefordert wird, halte ich nicht für richtig, da nach meinen Untersuchungen der Ausfall der Wassermannschen Reaktion während einer Quecksilberkur des öfteren hin- und herschwanken kann.

Außer diesen für die moderne Quecksilber-Therapie der Syphilis äußerst wertvollen Ergebnissen hat die Syphilisforschung aber auch noch eine Reihe anderer wichtiger Fragen geklärt oder der Lösung nahegebracht, von denen ich einige hier nur kurz erwähnt haben will. Finger und Landsteiner, Neißer und Hoffmann erbrachten durch das Tierexperiment den Beweis für die Infektiosität des Gummis. Finger und Landsteiner, Neißer, Tomasczewski, Uhlenhuth und ich konnten auf dem Wege des Tierexperimentes das von Ricord aufgestellte, aber auf Grund klinischer Beobachtungen schon einigen seiner Zeitgenossen und auch manchem der späteren Kliniker als zweifelhaft erscheinende Dogma von der absoluten und dauernden Immunität, die eine einmalige luetische Infektion verleihen soll, widerlegen. Auch Fragen der individuellen Prophylaxe wurden berührt und ließen uns in der Verwendung der 30 proz. Kalomelsalbe (Metschnikoff und Roux) ein gutes, wenn auch nicht absolut sicheres Prophylaktikum gegen eine syphilitische Infektion erkennen. Durch umfassende serologische Untersuchungen wurden von Bruck, Boas, Blumenthal, Michaelis und Verf. u. a. die Richtigkeit des Colleschen und des Profetaschen Gesetzes festgestellt.

Ihren Triumph aber feierte die Syphilisforschung als Grundlage der modernen Chemotherapie der Syphilis.

Chemotherapie der Syphilis.

I. Das Atoxyl.

Die Konstitution dieses ursprünglich als Meta-arsensäureanilid be-
zeichneten Präparates wurde erst von P. Ehrlich und Bertheim auf-
geklärt. Sie stellten fest, daß sich beim Erhitzen des arsensauren
Anilins unter Umlagerung entsprechend der Sulfanilsäure-Darstellung
para-amido-phenyl-arsinsäure bildet. Diese Säure ist sehr schwer löslich
in Wasser (1 : 255) und den anderen gebräuchlichen Lösungsmitteln, löst
sich aber unzersetzt in kaustischen und kohlensauren Alkalien. Durch Lösen
in der berechneten Alkalimenge entsteht das Mononatriumsalz der p-Amido-
phenylarsinsäure, das Atoxyl, dessen Konstitutionsformel sich nach
Ehrlich und Bertheim folgendermaßen gestaltet:

$$\mathrm{As} \begin{cases} \mathrm{OH} \\ \mathrm{O} \\ \mathrm{ONa} \end{cases} + 4\,H_2O$$

Der Kristallwassergehalt ist nicht konstant, sondern wechselt mit der
Herstellungsart und dem dadurch bedingten Kristallisationszustand.

Das Atoxyl ist ein farb- und geruchloses kristallinisches Pulver
von kühlendem, schwach salzigem Geschmack. Beim Erhitzen zersetzt
es sich langsam unter allmählicher Braunfärbung, ohne zu schmelzen.
Es ist in 4,3 Teilen Wasser von 20⁰ löslich. Die bei dieser Temperatur
gesättigte wäßrige Lösung enthält 18,8 % Atoxyl. Die Wasserlöslichkeit
nimmt mit steigender Temperatur stark zu. In Alkohol ist Atoxyl sehr
schwer löslich. Die Lösungen färben sich beim Stehen an der Luft und
im Licht braungelb, ebenso bei längerem Kochen, verlieren dabei an Heil-
kraft und gewinnen dafür an Giftigkeit. Will man die Lösung sterilisieren,
so erhitze man sie in sterilen Gefäßen 2 Minuten lang auf 70—80⁰, oder
man filtriert nach Uhlenhuth mittels Berkefeldscher Kerzen. Man
erhält so ein völlig einwandsfreies steriles Präparat.

Die wäßrige Lösung reagiert schwach sauer. Versetzt man sie mit
verdünnten Säuren, so fällt die Atoxylsäure in dichten weißen Flocken aus,
welche sich sehr leicht im Überschuß, nicht aber im Überschuß von Essigsäure lösen.

F. Blumenthal war der erste, der das neue Mittel 1902 in der ärztlichen Praxis verwendete. In wertvollen pharmakologischen Untersuchungen stellte er die relative Ungiftigkeit des Präparates fest und machte auf seine günstigen Eigenschaften aufmerksam. Nach den Angaben von F. Blumenthal ist das Atoxyl 40 mal weniger giftig als die Solutio Fowleri. Außerdem aber hat nach F. Blumenthal dieses Präparat vor der Solutio Fowleri und den anderen Arsenpräparaten noch den Vorteil, daß aus dem Atoxyl das Arsen, obwohl fest an den Benzolkern gebunden, im Organismus abgespalten wird und so in statu nascendi wirkt. Die Hauptwirkung des Atoxyls ist nach den Untersuchungen von Blumenthal und Jakoby in das Blut zu verlegen, wo es entweder direkt durch Abspaltung arseniger Säure wirken oder auch katalytisch in Funktion treten kann, indem es auf solche für die Heilung wichtige Vorgänge einwirkt.

Durch den englischen Arzt W. Thomas wurde das Atoxyl, das sich bereits in der Behandlung von Krankheiten des Blutes und des Nervensystems sowie verschiedener Hautkrankheiten gut bewährt hatte, in die Therapie der Trypanosomenkrankheiten eingeführt (1905). Thomas und Breinel erzielten bei experimenteller Infektion mit den Trypanosomen der Surra, Nagana, der Schlafkrankheit u. a. bei Ratten, Mäusen und Kaninchen usw. ausgezeichnete Resultate. Weniger günstig lauteten die Ergebnisse der Versuche von Mesnil, Nicolle und Ehrlich, die, unabhängig von Thomas, das Atoxyl bei mit Tsetse, Surra und Mal de Caderas infizierten Tieren angewandt hatten. Das von Thomas empfohlene Atoxyl versuchten mit Vorteil weiterhin Kopke, Broden und Rodhain u. a. bei der Behandlung von Schlafkranken; aber erst Robert Koch führte hier eine systematische und zielbewußte Atoxylbehandlung an einem großen Krankenmaterial durch. R. Koch konnte unter anderem nachweisen, daß bereits acht Stunden nach der Atoxyleinspritzung die Trypanosomen aus den Lymphdrüsen und Blut verschwunden waren. Mit dem Verschwinden der Trypanosomen aus den Lymphdrüsen schien auch eine gewisse Besserung in dem Befinden der Kranken vor sich zu gehen.

Angeregt durch diese in der Literatur bis hierher vorliegenden Mitteilungen und insbesondere durch diese günstigen Erfahrungen R. Kochs stellte nun Uhlenhuth im Kaiserl. Gesundheitsamte zu Berlin schon im Jahre 1906 Versuche an, die sich zunächst auf die Behandlung der Dourine-Krankheit mit Atoxyl erstreckten.

Wie Uhlenhuth und seine Mitarbeiter Hübener, Woithe und Bickel mitteilten, hatten die nach dieser Richtung hin unternommenen Schutz- und Heilungsversuche günstige Ergebnisse gezeitigt.

Die Autoren berichteten hier ferner, daß gewisse Überlegungen sie dazu geführt hätten, die Atoxylbehandlung auch bei anderen Protozoenkrankheiten zu versuchen. Die von Schaudinn vertretene Ansicht, daß manche Spirochaeten besondere Entwicklungsstadien der Trypanosomen darstellten, habe sie veranlaßt, das Atoxyl zunächst bei der Spirillose der Hühner anzuwenden.

Der Erreger dieser Krankheit ist die Spirochaete gallinarum, die von Marchoux und Salimbeni im Jahre 1903 in Rio de Janeiro entdeckt wurde. Die Krankheit, die als eine häufig tödlich verlaufende Septikämie auftritt, beginnt mit hohem Fieber und Durchfall. Die Tiere werden bald somnolent und gehen bisweilen unter Lähmungen und auch Krämpfen zugrunde. Infiziert man Hühner mit spirochaetenhaltigem Blut, so sind die Parasiten gewöhnlich am zweiten Tage nach der Infektion im Blutkreislauf nachzuweisen; sie vermehren sich dann stark bis zum 4.—6. Tage, wo sie in großen knäuelartigen Haufen im Blute zu finden sind. Am 7.—9. Tage tritt die Krisis ein; die Spirochaeten verschwinden spontan ganz plötzlich aus dem Blutkreislauf, die Tiere sind dann immun, wenn sie nicht an' der Krankheit zugrunde gehen. Eine natürliche Immunität ist offenbar selten.

Auch hier gelang es den Autoren, in absolut einwandsfreier Weise festzustellen, daß das Atoxyl schützende und heilende Wirkungen bei der Spirillose der Hühner besitzt und daß es im Stande ist, die Spirochaeten im Blute der kranken Hühner abzutöten und zum Verschwinden zu bringen.

Uhlenhuth, Groß und Bickel schließen diese ihre, am 24. Jan. 1907 in Nr. 4 der Deutschen Medizinischen Wochenschrift erschienenen Mitteilungen mit den Worten: „Da das Atoxyl auf die verschiedensten Trypanosomen abtötend wirkt, so liegt es auch nahe, daran zu denken, daß es auch auf verschiedene andere Spirochaeten eine ähnliche Wirkung wie auf die Spiro-chaete gallinarum entfaltet. Einschlägige Versuche mit der Spirochaete der Rekurrens und der **Syphilis,** deren positiver Ausfall für die Bekämpfung dieser Krankheiten von praktischer Bedeutung sein würde, sind im Gange.“

Über die Resultate diesbezüglicher Untersuchungen konnte denn auch bald berichtet werden. Die experimentellen Untersuchungen Uhlenhuths und seiner Mitarbeiter bei Recurrens der Mäuse und Ratten ließen zwar wegen der Giftigkeit des Präparates für diese Tiere ein endgültiges Urteil über dessen Wirksamkeit bei dieser Krankheit nicht zu, dagegen fielen die auf Veranlassung von Uhlenhuth durch Glaubermann vorgenommenen Versuche bei der russischen Rekurrens in Moskau im allgemeinen günstig aus. Am wichtigsten aber erschien es Uhlenhuth, das

Atoxyl bei der am häufigsten vorkommenden Spirochaetenkrankheit, der Syphilis, zu versuchen.

Bereits im Dezember 1906 hatte Uhlenhuth zusammen mit Hoffmann, Roscher und Weidanz im Tierversuch die Frage experimentell zu entscheiden versucht, ob dem Atoxyl ein nachweisbarer Einfluß auf den syphilitischen Krankheitsprozeß zukomme. Sowohl bei der Affen- wie bei der Kaninchensyphilis (Hornhauterkrankungen) konnten die Autoren in der Tat eine bemerkenswerte schützende und heilende Wirkung des Atoxyls erkennen. Zu gleichguten Resultaten gelangte bald darauf auch A. Neißer, der ebenfalls im Tierversuch bei Affen bestätigen konnte, daß eine energische, am besten in großen Einzeldosen durchgeführte Atoxylkur einen sehr starken Einfluß auf die Syphilis habe. Die auf Uhlenhuths Anregung an Menschen in der Lesserschen Klinik ausgeführten therapeutischen Versuche hatten denn auch nach anfänglichen Mißerfolgen bei Anwendung zu kleiner Dosen bei richtiger Dosierung außerordentlich günstige Erfolge. Die Resultate dieser Behandlung teilten Uhlenhuth, Hoffmann, Roscher und Weidanz in einer ausführlichen Arbeit mit. Auch Salmon, Lassar, Hallopeau u. a. haben kurz darauf über sehr gute Heilerfolge bei menschlicher Syphilis mittels Atoxyls berichtet. Recht günstig sprach sich E. Lesser über die Behandlung der Lues mit Atoxyl aus, der es in bezug auf die Schnelligkeit des Erfolges den üblichen Kalomeldosen gleich setzte. Von weiteren Autoren, welche die therapeutische Wirkung des Atoxyls gegen Syphilis nachgeprüft und dabei meist recht gute Resultate gesehen haben, möchte ich erwähnen: Hoffmann, v. Zeißl, Lesser, Nagelschmidt, Finger, Moses, Darier, Heuck, Balzer, Rouvière, Kreibich und Kraus, Scherber, Rapiport, Darier und andere.

Resümiert man aus allen diesen Mitteilungen, Referaten und klinischen Beobachtungen der Fachliteratur, so zeigt sich nach Salmon die günstige Wirkung des Atoxyls bei der Syphilis:

1. Hinsichtlich der Beständigkeit der Resultate. Die günstige Heilwirkung tritt in allen Stadien der Syphilis, dem primären, sekundären und dem tertiären zutage, am eklatantesten bei den malignen Formen.

2. Hinsichtlich der Schnelligkeit der Wirkung des Medikaments. Schanker fallen nach einigen Injektionen der

Resorption anheim, die Härte verschwindet oft auffallend rasch.
Frische Roseola, makulopapulöse Exantheme, Impetigo capitis
schwinden nach 10—14 Tagen, Psoriasis palmarum nach 12 Tagen.
Das Exanthem blaßt bis zur Unsichtbarkeit ab, Papeln
verlieren ihre Rötung und zeigen unter Schwund des plastischen
Exsudats nachweisbare Abflachung und typische Bräunung
(regressive Metamorphose). Ulzerationen schließen sich unter
Überhäutung, annuläre Syphilide trocknen ein, und gummöse
Infiltrate weichen der Behandlung im gleichen Sinne. Papeln,
Plaques, tuberöse Syphilide, tertiäre Geschwüre verkleinern sich
rasch und vernarben meist. Der für Lues charakteristische
Kopfschmerz hört oft auffallend schnell (18 Stunden) nach der
1. Injektion auf, die Dysphasie und Dysphagie der Angina
syphilitica nimmt nach 2—3 Tagen ab. Auch Iritis syphilitica
kann nach Darier und anderer durch Atoxylbehandlung sehr
günstig beeinflußt werden.

Fälle, die sich gegen Quecksilberbehandlung refraktär
verhalten oder von ihr nur wenig beeinflußt werden, wie besonders
Fälle von Syphilis ulcerosa praecox (maligne Syphilis), reagieren
meist schnell und prompt auf Atoxyl.

3. Hinsichtlich der günstigen Wirkung auf das
Allgemeinbefinden. Die Kranken fühlen sich wohl und nehmen
fast sämtlich erheblich an Gewicht zu.

Leider hat das Atoxyl in der Folgezeit den Hoffnungen,
die man für die Therapie des Syphilis auf dasselbe setzte,
nicht entsprochen. Die Beobachtungen über die Atoxylfestigkeit,
auf die Ehrlich zuerst hingewiesen hat, und die Erfahrungen
aus der Praxis der Syphilisbekämpfung ließen erkennen, daß nur
große Dosen von Atoxyl imstande sind, günstige Erfolge zu erzielen.
Diese Dosen liegen aber beim Atoxyl den toxischen ziemlich nahe,
und die Gefahr, daß man mit großen Dosen die individuell verschiedene Grenze der Unschädlichkeit des Präparates überschreitet,
ist zweifellos vorhanden. Daß dies bei der therapeutischen Verwendung des Atoxyls auch tatsächlich der Fall war, beweisen die
beobachteten Schädigungen nervöser Zentralorgane (vorübergehende Sehstörungen bis zur Erblindung, bzw. totale Sehnervenatrophie[1]).

---

[1] Schanz nimmt an, daß dieser Prozeß im Sehnerven, weitab vom
Bulbus, seinen Anfang nehmen müsse, da der Befund mit dem Augen-

Dazu kommt noch, daß man, um Rezidive zu vermeiden, die Applikation in kurzen Zwischenräumen wiederholen mußte, wodurch natürlich die Gefahr einer Überdosierung noch vergrößert wurde. Nach Bekanntwerden der Erblindungen, die zuerst bei der Behandlung der Schlafkrankheit beobachtet worden waren, mußte selbstverständlich bei der Syphilis die allgemeine Verwendung des Atoxyls aufhören. Uhlenhuth selbst war der erste, der dies forderte und die Anwendung des Atoxyls nur für solche Fälle der Syphilis reserviert wissen wollte, die sich dem Quecksilber gegenüber refraktär verhielten oder nur wenig durch dasselbe beeinflußt würden.

Bei allen beobachteten Sehstörungen ließ sich mit einer gewissen Regelmäßigkeit ein bestimmter Verlauf dieser Erkrankung, ein scharf umschriebenes Krankheits- bzw. Entwicklungsbild der Atoxylblindheit aufstellen. In seinen einzelnen Phasen stellt es sich nach Sowade folgendermaßen dar:

1. Beginn mit „Nebelsehen" oder „Schleier vor den Augen".

2. Hochgradiger Verfall des Sehvermögens innerhalb weniger Tage und Wochen.

3. Hochgradige konzentrische Einengung des Gesichtsfeldes.

4. Anfangs keine Veränderungen am Augenhintergrund, oft erst nach Monaten erkennbare Atrophie der Sehnervenpapille ohne vorausgehende neuritische Erscheinungen. Enge der Netzhautgefäße.

5. Häufiges Erhaltensein der normalen Papillenreaktion.

6. In der Regel Unmöglichkeit, das Fortschreiten der Affektion aufzuhalten.

Durch experimentelle Untersuchungen an Kaninchen und Hunden wurde von Birch-Hirschfeld und Köster festgestellt, daß bei langer bis zum Exitus fortgesetzter Anwendung von Atoxyl der Nervus opticus mikroskopisch über den ganzen Querschnitt verteilten Markscheidenzerfall zeigte.

Diese giftigen Nebenwirkungen des Atoxyls glaubte man anfänglich auf chemische Unreinheiten, namentlich des deutschen Präparates zurückführen zu können. Eine Änderung in der Herstellung des Präparates brachte jedoch keine nennenswerte Herabsetzung seiner Giftigkeit.

Um sich aber der als unzweifelhaft günstig erkannten spezifischen Wirkung des Atoxyls bei der Behandlung der Trypanosomenkrankheiten und der Syphilis, insbesondere da, wo das Hg und andere Mittel versagen, nicht gänzlich zu begeben, wurden verschiedene Kombinationen des Atoxyls mit anderen Präparaten oder Änderungen der chemischen Struktur des Atoxyls versucht, die dann weniger giftig wirken sollten. So ist

---

spiegel lange Zeit negativ bleibe, auch wenn sich schon erhebliche Sehstörungen eingestellt hätten.

II. Das Arsazetin (Ehrlich)

durch chemische Umänderungen aus dem Atoxyl gewonnen worden. Es ist das Natronsalz der Azetylverbindung des p-amidophenylarsinsauren Natriums.

Das Arsazetin stellt ein weißes Pulver dar, das 3—4 Moleküle Kristallwasser enthält, sich in kaltem Wasser leicht bis zu 10 %, in heißem bis zu 30 % löst. Es zersetzt sich beim Kochen nicht und erweist sich selbst beim Erhitzen im Autoklaven 1 Stunde lang auf 130⁰ durchaus beständig (nach Sowade).

Durch Ehrlich, Browning, Uhlenhuth und Salmon ist pharmakologisch festgestellt worden, daß gesunde wie kranke Tiere das Arsazetin in sehr viel höheren Dosen vertragen wie das Atoxyl.

Experimentell hat sich nach den Angaben von Neißer das Arsazetin bei Trypanosomen- und Spirillenerkrankungen verschiedener Tiere zum mindesten ebenso gut bewährt wie das Atoxyl.

Neißer und die wenigen Kliniker, die dieses Präparat therapeutisch geprüft haben, konnten ebenso wie beim Atoxyl eine gute Wirkung auf vorhandene syphilitische Krankheitsprodukte feststellen. Ganz besonders scheinen auch hier wieder Krankheitsformen der tertiären und der malignen Lues günstig durch dasselbe beeinflußt zu werden. Nach den Erfahrungen von Heymann und Sowade wirkt jedoch in der Mehrzahl aller Fälle das Quecksilber zweifellos sicherer und nachhaltiger. Bald aber wurden von verschiedenen Seiten nach Anwendung des Arsazetins „nicht unbedenkliche Intoxikationserscheinungen", wie Kopfschmerzen, Übelkeit, Erbrechen, Schwindel, Leibschmerzen, stechende Schmerzen in den Extremitäten, Nephritis und endlich Sehstörungen (Heymann, Klemperer, Sowade u. a.) gemeldet, die das Arsazetin besonders in Hinsicht auf eine toxische Wirkung auf den Opticus (in Afrika 5—10 % Opticusatrophien) noch giftiger als das Atoxyl erscheinen ließen (Jenssen, Oppenheim, Paderstein, Ruele, Hammer, Pflughöft, Borcher). Außerdem scheint das Arsazetin, wie Uhlenhuth auf dem Kolonialkongreß 1910 mitteilte, nach den Berichten von Feldmann eine toxische Wirkung auf die Gehörnerven zu besitzen. In Afrika wurden nämlich von 51 mit Arsazetin behandelten Kranken 9 blind und zwei gleichzeitig taub.

Ehrlich selbst ist, wie Heinrich anführt, der Ansicht, daß das Arsazetin bei einer Reihe von Krankheiten, besonders

der Syphilis und der Schlafkrankheit, die „gewissermaßen schwerer
sterilisierbar sind", keinerlei Vorzüge gegenüber dem Atoxyl be-
sitze. Wegen der drohenden Gefahren für das Auge empfiehlt es
Ehrlich deshalb nicht mehr.

III. Das atoxylsaure Quecksilber (Uhlenhuth) (p-amido-phenylarsinsaures-Hg).

Im Kaiserlichen Gesundheitsamte zu Berlin hatten von Uhlenhuth, Hübener und Woithe ausgeführte Untersuchungen
über die kombinierte Anwendung von Atoxyl und Sublimat
bei Dourine gute Erfolge erzielt. Ferner ergaben die therapeutischen Versuche beim Rückfallfieber, wie Manteufel
berichten konnte, daß das Quecksilber bei dieser Spirochaetenkrankheit in kolloidaler Form einen gewissen therapeutischen
Effekt hat. Auf Grund dieser Ergebnisse und unter Berücksichtigung der Tatsache, daß Quecksilber erfahrungsgemäß im
Organismus auf die Syphilis bzw. auf die Spirochaeten, die Erreger dieser Krankheit, einzuwirken vermag (Uhlenhuth und
Manteufel), hat Uhlenhuth am 24. Juni 1907 in der Sitzung
des Vereins für innere Medizin in Berlin eine Kombination
von Atoxyl und Quecksilber für die Behandlung der
Syphilis vorgeschlagen. Bei Trypanosomenkrankheiten hatten
bereits vorher Moore, Nierenstein und Todd eine kombinierte
Behandlung mit diesen beiden Medikamenten empfohlen.

Bald konnten Uhlenhuth und Manteufel über tierexperimentelle
Untersuchungen berichten, die mit einem neuen, nach den Angaben von
Uhlenhuth von den Vereinigten Chemischen Werken in Charlottenburg
hergestellten derartigen Atoxylpräparat angestellt worden waren, und die
auf Grund der günstigen Resultate diesem neuen Mittel, dem atoxylsauren Quecksilber, eine praktische Bedeutung für die Syphilisbehandlung in Aussicht stellten.

Beide Autoren versuchten das atoxylsaure Quecksilber zunächst bei
der experimentellen Recurrensinfektion der Ratten. Obwohl Ratten,
die sowohl das Atoxyl wie auch ganz besonders das Quecksilber sehr schlecht
vertragen, an und für sich für eine solche Behandlung sehr ungeeignet
erschienen, ließen doch die Versuche die antiparasitären Eigenschaften
des Präparates deutlich erkennen.

Weiterhin angestellte Versuche bei der Spirochaetenseptikämie der Hühner bewiesen, daß das atoxylsaure Quecksilber auf Spirochaeten tatsächlich eine sehr energische Wirkung ausübe.

Nach diesen orientierenden Vorversuchen gingen die Autoren dazu über, mit Hilfe des atoxylsauren Quecksilbers die experimentelle Syphilis therapeutisch zu beeinflussen. Die bezüglichen Versuche bei der Hornhautsyphilis der Kaninchen bestätigten vollkommen die beim Studium der Hühnerspirochaetose gewonnenen Vorstellungen. Uhlenhuth und mir gelang es, drei große typische syphilitische Geschwüre zweier Kaninchenhoden in 10 bzw. 18 Tagen vollkommen zu heilen. Diese Resultate konnten wir später an einem größeren Kaninchenmaterial bestätigen und zugleich die Beobachtung machen, daß sich bereits 24 Stunden nach der ersten genügend großen Dosis in den Krankheitsprodukten keine oder nur noch spärliche Spirochaeten finden, die dann aber nach weiteren 24—48 Stunden vollkommen verschwunden sind.

Daß es sich bei diesen Heilungsvorgängen um eine spezifische Wirkung dieser Präparate gerade auf Spirochaeten handelt, was ja schon Uhlenhuth u. a. in ihren Versuchen an spirochaetenkranken Hühnern zeigten, geht noch daraus hervor, daß in erster Linie solche Gewebe therapeutisch beeinflußt werden, die massenhaft Spirochaeten enthalten. Es sind dies, wie Uhlenhuth und ich zuerst gezeigt haben, typische Formen der experimentellen Kaninchensyphilis. Gerade die auch für die menschliche Syphilis so überaus charakteristische syphilitische Induration, dieses sklerotische, derbe Gewebe der Primäraffekte, das, bei Kaninchen erzeugt, Spirochaeten in wahrer Reinkultur enthält, ist es, das am deutlichsten und auffallendsten auf diese Mittel reagiert [1]). Nach einer oder einigen (bei kleineren Dosen) Injektionen schwindet das sklerotische Gewebe ganz, Spirochaeten sind nicht mehr nachweisbar, das Hodengewebe ist anscheinend wieder vollkommen normal, und vorher tiefe Geschwüre heilen glatt unter guter Granulationsbildung. Die spezifischen Reaktionen zwischen der Spirochaete pallida und den Arsen- und Quecksilberpräparaten geben uns, worauf ich schon eingangs hinwieß, einen sichtbaren Beweis für die Erregernatur der Spirochaete bei der Syphilis des Menschen und des Kaninchens (Uhlenhuth und Mulzer).

Nach einigen orientierenden Vorversuchen an Menschen, die ein den durch das Tierexperiment gewonnenen guten Erfolgen ähnliches Resultat hatten, empfahl Uhlenhuth das atoxylsaure Quecksilber auch für die Therapie der Syphilis. Die erste therapeutische Verwendung dieses neuen Präparates an einem größeren

---

[1]) Es ist also ein Irrtum, wenn Hata in dem Ehrlichschen Buche „Über die Chemotherapie der Spirillosen" behauptet, wir hätten die Hodensyphilome, die aus einem lockeren myxomatösen Gewebe bestehen und ebenfalls massenhaft Spirochaeten enthalten, zur Prüfung chemotherapeutischer Versuche empfohlen.

Krankenmaterial wurde in der Lesserschen Klinik von Miekley vorgenommen.

Die Anwendung dieses Mittels geschah in der Weise, daß mit Dosen von 0,05 zweimal in der ersten Woche begonnen und mit 0,1 pro Woche bis zu einer Gesamtmenge von 0,5 (bei Frauen 0,48 g) fortgefahren wurde.

Die Erfolge, die bei diesem Krankenmaterial erzielt wurden, waren recht beachtenswert. Es waren Syphilisfälle sämtlicher Stadien mit atoxylsaurem Quecksilber behandelt worden.

Besonders interessant war die Wahrnehmung, daß häufig schon nach 0,05 g, meist nach 0,1 g die papulösen Syphilide einzuschmelzen begannen, und vor allem die Infiltrationen sehr schnell schwanden. „Nach der dritten Spritze waren von den papulösen Exanthemen gewöhnlich nur noch Pigmentreste ohne klinisch nachweisbare Infiltrate übrig" berichtet Miekley. Er konnte weiter eine auffallend günstige Wirkung des Hydrargyr. atoxyl. bei maligner Syphilis und bei den ulzerösen und gummösen Hautprozessen der tertiären Syphilis feststellen. Auf das Allgemeinbefinden übte das Mittel einen sehr günstigen Einfluß aus; die Kranken erholten sich unter bedeutender Gewichtszunahme sichtlich. Die Nebenwirkungen — in einigen Fällen Stomatitis und Albuminurie — waren sehr gering und verschwanden sehr leicht bei Aussetzen des Mittels. Nach einem Bericht von E. Lesser in den Charité-Annalen 1910 sind in der Lesserschen Klinik bisher 127 Fälle mit Hydrarg. atoxyl. behandelt worden. „Der Erfolg war im ganzen ein guter, trotz der relativ geringen Dosis gingen die Erscheinungen meist schnell zurück und waren oft schon nach den ersten Injektionen geschwunden. Ganz besonders günstig scheint das Hydr. atoxyl. bei galoppierender Syphilis zu wirken." Von diesen 127 Fällen kamen, wie Lesser anführt, nach einer Dauer von einigen Monaten 16 Rezidive zur Beobachtung. Die Wassermannsche Reaktion ist bei 13 Männern 1 mal positiv und 12 mal negativ, bei 17 Frauen 12 mal positiv und 5 mal negativ ausgefallen.

Auch Blaschko erwähnt gute Erfolge, die er mit dem atoxylsauren Quecksilber erzielt hat; nur hat Blaschko größere Dosen wie Lesser angewandt, indem er bis zu zehn Injektionen geschritten ist. Von Nebenwirkungen hebt Blaschko vor allem eine besondere Schmerzhaftigkeit bei der Einspritzung hervor, wie sie anderen Quecksilberpräparaten nicht eigen ist. Diese Schmerzhaftigkeit führt Blaschko auf die Suspension des Präparates in Olivenöl zurück.

Bald darauf berichtete Fabry in Kürze über recht gute Heilerfolge mit atoxylsaurem Quecksilber bei Syphilis; ebensolche Erfahrungen teilte, wie Fabry erwähnt, Lambkin mit. Ausführliche, den Bericht Fabrys ergänzende Angaben machte Boethke in seiner Inauguraldissertation.

Weniger günstige Resultate hatte Bergrath, trotzdem er höhere Dosen, als sie bisher von den Klinikern angewandt wurden, injizierte. Insbesondere versagte das atoxylsaure Quecksilber bei seinen Fällen von Syphilis gravis und maligna. Nach den Erfahrungen dieses Autors scheint das atoxylsaure Quecksilber in den bisher angewandten Dosen den syphilitischen Krankheitsprozeß nicht mehr wie etwa das salizylsaure Quecksilber zu beeinflussen. Irgendwelche erheblichen Nebenwirkungen hat indessen auch dieser Autor nicht wahrnehmen können. Zieler will beobachtei haben, daß bei Patienten, die zuerst mit atoxylsaurem Hg behandelt worden waren und dann graues Öl erhielten, leichter Nierenschädigungen auftraten.

IV. Das Hectin.

Mouneyrat nannte eine von ihm synthetisch hergestellte „benzo - sulfone - paramino - phényl - arsinate de soude" kurz „Hectin." Dieser Körper soll aktiver als die anderen Arsenpräparate und weniger giftig als das Atoxyl sein. Auch die schädlichen Nebenwirkungen auf das Auge sollen bei diesem Präparat wegfallen. Nach Balzer und Mouneyrat ist das Hectin besonders wirksam in der Sekundärperiode der Syphilis, bei tertiärer Lues mit Gummen und Geschwüren und bei sehr hartnäckigen Fällen, die eine langdauernde Behandlung verlangen.

Das Hectin kann in einer täglichen Dosis von 20 Centigramm verwendet werden; die Anwendung kann etwa 20—30 Tage lang fortgesetzt werden. Eine 15 Tage lange Lokalbehandlung der Primäraffekte, kombiniert mit einer etwa 30 tägigen Allgemeinbehandlung, genügt nach den Erfahrungen von Hallopeau, um eine frische Syphilis zu heilen. Allerdings muß diese Behandlung sofort einsetzen, wenn man in einer als Primäreffekt verdächtigen Krankheitsform die Spirochaete pallida nachgewiesen hat.

Nachprüfungen dieser Angaben von Hallopeau sind mir zurzeit nicht bekannt.

Nach den Mitteilungen von Neißer soll Hectin ebenfalls Augenstörungen hervorrufen.

V. Das Soamin.

Bereits Ende 1907 wurde in England ein Atoxylpräparat, das „Soamin" (Natriumaminophenylarsenol) verwendet, das absolut keine toxischen Nebenwirkungen zeigen soll. Es soll einen konstanteren Arsengehalt als das Atoxyl haben und deshalb mit größerer Sicherheit gegeben werden können als das inkonstante Atoxyl. Bisher liegen noch sehr spärliche Mitteilungen über die therapeutische Verwendung dieses Präparats bei der Syphilis und bei anderen Krankheiten vor, das sich in Wirklichkeit vom Atoxyl nicht unterscheidet und auch ebenso wie dieses in einzelnen Fällen zu Erblindung bzw. Sehnervenatrophie führte (Lambkin, Prichard, Jonston u. a.).

Vom Atoxyl, dessen richtige chemische Konstitution, wie wir gesehen haben, erst Paul Ehrlich erkannte, und seiner therapeutischen Verwendung bei Trypanosomenkrankheiten ausgehend, war es das zielbewußte und unermüdliche Bestreben dieses Forschers, „die unsichere und bedenkliche Wirkung des Atoxyls bei Trypanosomenkrankheiten durch zweckmäßige Abänderungen der an das Arsen gebundenen Reste" aufzuheben und so „ein sicheres und unbedenkliches Arsenmittel zu schaffen". Mit anderen Worten, Ehrlich hatte sich die Aufgabe gestellt, zur Behandlung von Trypanosomenkrankheiten Heilstoffe zu finden, bei denen die parasitotropen, die parasitentötenden Gruppen vermehrt, dagegen die organotropen, auf lebenswichtige Organe schädigend wirkenden soweit als möglich vermindert würden.

Die giftige, organotrope Wirkung des Atoxyls und des Arsazetins führt Ehrlich darauf zurück, daß diese Präparate einen fünfwertigen Arsenrest enthalten. Durch fortschreitende Reduktion dieser Substanz konnte nun Ehrlich die Arsenoverbindung so gestalten, daß der Arsenrest nur dreiwertig substituiert war, diese neuen Präparate nach seiner Ansicht also weniger giftig und wesentlich parasitotrop wirken mußten.

Auf diesem Wege der chemischen Synthese gelangte Ehrlich nach zahlreichen Versuchen zum

VI. Arsenophenylglycin,

einem Präparate, das die von Ehrlich angestrebten Eigenschaften nach umfassender experimenteller Prüfung in hohem Maße zu besitzen schien. Infolge der starken parasitotropen Wirkung dieses Präparates vermochte Ehrlich bei experimentell erzeugten Trypanosomenkrankheiten durch eine einmalige genügend starke Applikation (Dosis efficiens tolerata) sämtliche Parasiten abzutöten und den Organismus gewissermaßen zu „sterilisieren".

Ehrlich bezeichnete dieses bei der Behandlung derartiger Krankheiten neue therapeutische Vorgehen als „Therapia sterilisans magna" gegenüber der bisher üblichen Etappenbehandlung mit kleineren, in kürzeren Zeiträumen wiederholt angewendeten Dosen.

Die chemische Konstitutionsformel für Arsenophenylglycin lautet:

$$
\begin{array}{ccc}
\mathrm{As} =\!=\!= \mathrm{As} \\
| \qquad\qquad | \\
C_6H_4 \qquad C_6H_4 \\
| \qquad\qquad | \\
\mathrm{NH} \qquad\quad \mathrm{NH} \\
| \qquad\qquad | \\
\mathrm{CH_2} \qquad\quad \mathrm{CH_2} \\
| \qquad\qquad | \\
\mathrm{COO\,Na} \quad \mathrm{COO\,Na}
\end{array}
$$

Das Präparat selbst stellt sich dar als ein gelbes, in Wasser leicht lösliches Pulver. In zugeschmolzenen Vakuumglasröhrchen läßt es sich lange Zeit gut aufbewahren, während es sich bei Berührung mit der Luft langsam verfärbt und rotbraun wird, bzw. zu giftigeren Produkten oxydiert.

Uhlenhuth teilte auf dem diesjährigen Kolonialkongreß (6. X. 10) mit, daß nach dem Berichte von Ulrich und Scherschmidt inAfrika bei der Behandung der Schlafkrankheit mit Arsenophenylglycin in zahlreichen FällenSchädigungen zum Teil bedrohlicher Art beobachtet werden konnten. Diese bestanden in Hautausschlägen, Lähmungen, Abmagerung und in einigen Fällen in epileptiformen Anfällen. Recht unangenehm waren Hautausschläge, die den ganzen Körper bedeckten und zur Blasenbildung und Nekrose führten. Besonders ungünstig berichtete, wie Uhlenhuth anführt, Scherschmidt, der auch nach einmaliger Verabreichung von 1—2,0 g Arsenophenylglycin bei ganz frischen Fällen Abmagerung und Hinfälligkeit, ja Todesfälle, zum Teil wenige Tage nach der Einspritzung beobachtete.

v. Raven, der ebenfalls toxische Nebenwirkungen beobachten konnte, warnt besonders vor wiederholten kleinen Dosen, da danach Überempfindlichkeit und Vergiftungserscheinungen auftreten. Im übrigen waren seine Resultate bei der Behandluug der Schlafkrankheit in Togo günstiger wie in Ostafrika, der Verlauf dieser Krankheit ist offenbar auch in Togo ein viel leichterer.

Auf Empfehlung von Ehrlich hatte zum ersten Male Alt dieses Präparat bei Geisteskranken, Idioten und Epileptikern auf syphilitischer Grundlage angewandt. Im Sinne der von Ehrlich gewollten Therapia magna sterilisans hatte er statt der bis dahin bei den Arsenpräparaten gebräuchlichen Etappenbehandlung dieses Präparat in einer einmaligen, konzentrierten Dosis angewandt. Alt glaubte mit Sicherheit, für eine spezifische Wirkung des Arsenophenylglyins bei diesen Erkrankungen eintreten zu können, da er Hand in Hand mit einer raschen und nachhaltigen Besserung in einer großen Anzahl der Fälle ein Schwinden oder doch Schwächerwerden des positiven Ausfalles der Wassermannschen Reaktion wahrnehmen konnte.

Weitere derartige Versuche, besonders bei florider oder tertiärer Syphilis sind mit Arsenophenylglycin nicht vorgenommen bzw. nicht veröffentlicht worden.

Gelegentlich eines im Wintersemester 1909/10 für ärztliche Fortbildung in Berlin gehaltenen Vortrages machte Ehrlich zum ersten Male davon Mitteilung, daß er ein neues Präparat gefunden habe, das an chemotherapeutischer Wirkung das Arsenophenylglycin übertreffe. Auch dieses Präparat, das

VII. Dioxydiamidoarsenobenzol
(Ehrlich-Hata 606)

gehört, wie alle die bisher genannten Arsenpräparate der Gruppe der aromatischen Arsenverbindungen an. Schon im September des Jahres 1909 hatte Ehrlich an Prof. Alt dieses Arsenpräparat zwecks klinischer Erprobung gesandt. nachdem ausgedehnte Tierversuche seines Mitarbeiters Hata dessen ausgezeichnete Wirksamkeit bei Recurrens der Mäuse und Ratten und bei der Kaninchensyphilis erwiesen hatten.

Das Präparat Ehrlich-Hata 606, wie es jetzt kurz genannt wird, ist von Dr. Bertheim, einem langjährigen Mitarbeiter Ehrlichs, dargestellt worden. Es hat folgende Formel:

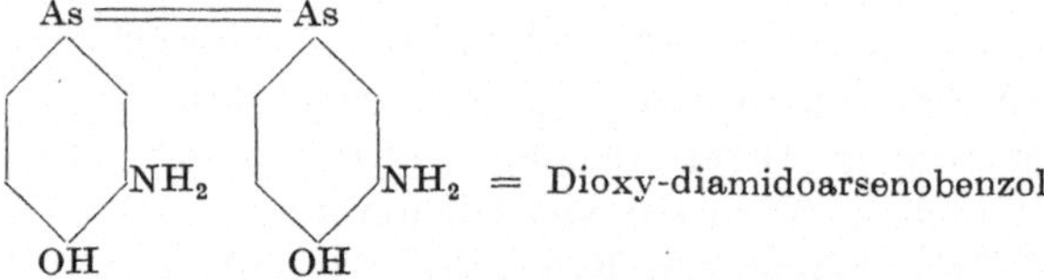

Nach Ehrlichs Auffassung ist hierbei als das wirklich abtötende Agens der Arsenorest anzusehen, während die Nebengruppierungen die primären Verankerungen an die Parasiten veranlassen.

1. Tierversuche.

Analog den von Uhlenhuth und seinen Mitarbeitern angestellten experimentellen Prüfungen des Atoxyls hat auch Ehrlich und sein Mitarbeiter Hata die Wirkung seiner neuen Präparate auf die Spirillen des Rückfallfiebers, der Hühnerspirillose und der Kaninchensyphilis im Tierexperiment studiert. So gelang es Hata, aus einer großen Reihe von chemischen Präparaten bei zwei von Bertheim hergestellten Substanzen, bei dem im vorigen Kapitel besprochenen Arsenophenylglycin und eben dem „Ehrlich-Hata 606", maximale Spirillocidie aufzufinden. Mäuse, die mit Recurrensspirillen infiziert waren, heilten schon bei einer Dosis, die $^1/_3$ der Dosis maxima tolerata betrug. Ganz ausgezeichnete Resultate hatte nach den Angaben von Ehrlich Hata mit diesen Präparaten bei der Hühnerspirilolse erhalten. Es genügten von der einen Verbindung schon 1,5 mg pro Kilo, um ein Tier zu heilen. Diese Dosis würde, auf den Menschen übertragen, nur einer Dosis von $^1/_{10}$ g entsprechen. Bei Hühnern, die eine Dosis Arsenobenzol intramuskulär eingespritzt erhalten, gelingt die Infektion erst nach 30—40 Tagen, nach intravenöser Injektion schon nach 3—4 Tagen. Auch bei der Kaninchensyphilis konnte Hata ganz eklatante Heilerfolge erzielen. Sehr große Schanker konnten durch eine einmalige Dosis zur Heilung gebracht werden. Schon am nächsten Tage waren die vorher in größter Menge vorhandenen Spirillen nicht mehr vorhanden, und es erfolgte im Verlauf von 2—3 Wochen eine restlose Heilung mit einer glatten Narbe. Tomasczewski konnte ebenfalls eine gute Wirkung des Arsenobenzols auf die Produkte experimenteller Kaninchensyphilis wahrnehmen. Spätestens 36 Stunden nach der Injektion, frühestens nach 12 Stunden, waren die Spirochaeten verschwunden. Die Symptome bildeten sich nach 10—14 Tagen zurück.

Weniger günstige Heilerfolge hatte Neißer bei der experimentellen Affensyphilis. Von zwölf syphilitischen Affen, die intramuskulär mit 0,025 pro Kilo, intravenös mit 0,015 pro Kilo behandelt wurden, waren bis zur Zeit der Veröffentlichung nur drei als sicher geheilt, zwei als möglicherweise geheilt, die übrigen sieben vorderhand als ungeheilt zu betrachten. Bei zwei, elf Tage vor der Impfung mit 0,025 pro Kilo intramuskulär injizierten Affen traten sehr viel später und in sehr viel geringerer Ausdehnung Primäraffekte auf als bei gleichzeitig geimpften, nicht injizierten Affen.

Uhlenhuth und ich konnten bei unseren diesbezüglichen Tierversuchen keinen besonderen Unterschied in der Wirkung des Arsenobenzols und des Atoxyls, bzw. des atoxylsauren Quecksilbers feststellen. Insbesondere von diesem letzteren Präparat wirken größere Dosen genau so wie Arsenobenzol auf die Spirochaeten der Hühnerspirillose und der Kaninchensyphilis, bzw. auf deren klinische Erscheinungsformen. Doch konnten auch wir eine über 25 Tage hinaus sich erstreckende Schutzkraft einer Injektion von Arsenobenzol gegen eine Infektion mit Hühnerspirillose feststellen. Bei Rekurrrenz ist 606 im Tierversuch den anderen Präparaten sicher überlegen.

Überblicken wir noch einmal den Weg, der zu der Entdeckung dieses neuen Syphilisheilmittels von Ehrlich und Hata geführt hat, so sehen wir, daß er seinen Ausgangspunkt genommen hat vom Atoxyl, dessen spirillocide und spezifisch antisyphilitische Wirkung von Uhlenhuth experimentell festgestellt worden war. Es kann daher keinem Zweifel unterliegen, daß die experimentelle Grundlage der modernen Arsentherapie der Spirillosen von Uhlenhuth und seinen Mitarbeitern gelegt worden ist. Uhlenhuth selbst hat, als die giftigen Nebenwirkungen des Atoxyls bekannt geworden waren, als einer der ersten vor der allgemeinen Verwendung des Atoxyls bei der Behandlung des Syphilis gewarnt. In der festen Überzeugung aber, daß die organischen Arsenverbindungen berufen wären, in der Syphilistherapie eine große Rolle zu spielen, hat er ebenso wie Ehrlich es versucht, neue, weniger giftige Modifikationen des Atoxyls zu finden. Da der Praktiker, der das neue Arzneimittel 606 erfolgreich verwenden will, genau über die Wirkung und Nebenwirkung desselben, über die Art der Applikation und die Höhe der Dosierung unterrichtet sein muß, so will ich versuchen, im folgenden aus der bereits recht stark angewachsenen Literatur möglichst umfassend das Wichtigste geordnet zusammenzustellen.

2. Herstellung gebrauchsfertiger Lösungen.

Das Präparat „Ehrlich-Hata 606" wird bezogen als ein schwefelgelbes Pulver, das genau dosiert in ein Vakuumröhrchen eingeschlossen ist[1]). Es löst sich in heißem Wasser als doppeltsalzsaures Salz, soll aber nach den Angaben Ehrlichs und nach den Erfahrungen von Alt, Schreiber und Hoppe als solches nicht injiziert werden, da es in diesem Zustand anscheinend giftig werden kann. Deshalb soll es durch Zusatz von Natronlauge in das Mono- oder Dinatriumsalz übergeführt und gelöst werden. Diese Lösung ist aber wiederum nur kurze Zeit haltbar, muß also stets frisch hergestellt werden.

Im Laufe der Zeit hat nun während der klinischen Erprobung dieses Präparates die Herstellung gebrauchsfertiger Lösungen desselben die verschiedensten Umwandlungen und Modifikationen erfahren. Da sich über den jeweiligen Wert derselben noch bis heute keine endgültiges Urteil abgeben läßt, will ich möglichst alle bisher bekannten derartigen Verfahren angeben.

A. Alkalische Lösungen.
I. Verfahren nach Iversen.

Iversen injizierte zuerst eine 0,5—2 proz. wäßrige Lösung des Präparates 606 unter das Schulterblatt oder intramuskulär. Für die intravenöse Injektion gab Iversen folgende Vorschrift:

„Zu diesem Behufe löse ich die Substanz wie bei der intramuskulären Anwendung in ca. 15 ccm Aq. dest., setze tropfenweise normale Natronlauge zu, bis sich der Niederschlag löst, darauf neutralisiere ich den Laugenüberschuß tropfenweise mit 1 proz. Essigsäure (ca. 2 ccm 1 proz. Lösung auf 0,3 Arsenobenzol) und

---

[1]) Nach den neuesten Mitteilungen wird es unter dem Namen „Salvarsan" in Dosen von 0,6 g in Glasröhrchen eingeschmolzen in den Handel gebracht werden.

gieße diese Lösung zu ½ Liter auf 40⁰ erwärmter physiologischer Kochsalzlösung, schüttle die Flasche (Infusionsapparat) mäßig um und injiziere per Hohlnadel direkt in die Kubitalvene."

II. Verfahren nach Alt.

Die ursprüngliche von Alt zuerst angewandte Methode zur Herstellung gebrauchsfertiger Lösungen für intramuskuläre Injektionen des Arsenobenzols ist folgende:

„In ein niedriges Meßgefäß von ca. 50 ccm wird die Einzeldosis 0,3 und etwa 10 ccm steriles Wasser eingefügt und verrührt. Dann wird soviel sterile N.-Natronlauge zugefügt, bis nur ein ganz geringfügiger Rest der Substanz ungelöst bleibt; benötigt wird hierfür durchweg 2,0—2,3 ccm N.-Natronlauge. Es wird nun bis zum Strich 20 ccm mit sterilem Wasser nachgefüllt, eventuell nach vorheriger Beifügung eines sterilisierten Anästhetikums. Nun wird je eine Spritze mit 10 ccm der Lösung tief in die rechte und in die linke Glutealmuskulatur unter langsamem Kolbendruck eingeführt".

Alt hält auch heute noch an der eben alkalischen Lösung, die lediglich durch vorsichtiges Zusetzen von Normalnatronlauge hergestellt wird, fest. Sie hat sich ihm nach sorgfältigen und umfangreichen Versuchen am Tier und am Menschen als die wirksamste und zugleich unschädlichste erwiesen. Neue Angaben von Alt zur schnellen Herstellung einer guten alkalischen Lösung lauten folgendermaßen:

„In einen etwa 100 ccm fassenden, schlanken, graduierten Glaszylinder mit engem Hals und eingeschliffenem Stöpsel bringt man etwa 30 Glasperlen mittlerer Größe (wie sie zum Füllen der Federständer verwendet werden), fügt 10 ccm destilliertes Wasser und dann die Substanz zu. Durch kurzes energisches Schütteln wird die ganze Substanz vollkommen klar gelöst. Dieser Lösung fügt man auf je 0,1 g der Substanz etwa 0,5 ccm Normaltnatronlauge zu und schüttelt wiederum etwa ½ Minute energisch. Dann erhält man eine vollkommen weinklare, schwach alkalische Lösung, die durch weiteren Zusatz von destilliertem Wasser beliebig verdünnt werden kann. Da das Präparat nicht immer gleich löslich ist, kann ein geringes Mehr oder Weniger an Natronlauge zur Erzielung weinklarer Lösung erforderlich sein. Diese ohne jede Vorübung in kürzester Zeit und leicht steril herzustellende alkalische Lösung hat den weiteren Vorzug, daß man mit wenig Natronlauge auskommt und deshalb geringere Schmerzen auslöst.‘‘

III. Verfahren nach Wechselmann.

Wechselmann berichtet hierüber folgendes: „Im Anfang habe ich die Dosis des im Vakuum eingeschmolzenen Dichlorhydrats des Diamido-arsenobenzols mit etwas Methylalkohol oder Glykol angelöst, dazu zirka 10 ccm Aqua destillata gesetzt, dann 1 bis 2 ccm $^1/_{10}$N.-Normalnatronlauge zugefügt, auf 25 ccm mit Aqua aufgefüllt und diese stark saure Lösung injiziert. Später haben wir soviel $^1/_{10}$ N.-Natronlauge zugesetzt, bis eine Spur Trübung eintrat, wobei sich das Monochlorhydrat bildet. Wir haben auch das Mittel nur in Wasser gelöst verabfolgt oder in weniger Flüssigkeit wie oben gelöst; wir haben dabei wenig Unterschiede in der Schmerzhaftigkeit beobachtet.‘‘

IV. Verfahren nach Ehrlich.

Eine Vorschrift, die Ehrlich selbst zur Herstellung klarer Lösungen seines Präparates gibt, lautet (nach Schreiber und Hoppe):

Lösung von 606, 1 :100 (intramuskulär).

„Man löst unter gutem Verreiben mit einem Glasstab 0,6 g Substanz in 3 ccm Glykol; Zusatz weniger Tropfen Wassers erleichtert die Lösung. Nun gibt man 12 ccm Wasser hinzu, schüttelt um und versetzt auf einmal mit 10,3 ccm $^1/_5$ N.-NaOH. Beim Umschütteln entsteht eine klare Lösung, die mit Wasser auf 60 ccm ergänzt wird.

Zweckmäßig wird dieser ganze Prozeß in einem graduierten Rohr vorgenommen.

Verdünnte Lösungen (intravenös).

Lösung A: 0,6 g Substanz, 0,3—0,5 ccm Methylalkohol oder 3 ccm Glykol.

Lösung B: 240 oder mehr ccm physiolog. NaOH-Lösung, 10,3 ccm $^1/_5$N.-NaOH.

Unter gutem Umrühren wird L. A in L. B eingegossen.‘‘

V. Verfahren nach Schreiber und Hoppe.

„In einen Mischzylinder von 150 ccm wird die Einzeldosis 0,6—0,7 g und 0,5 Methylalkohol hineingetan. Sobald die Substanz durchfeuchtet ist, werden etwa 10 ccm steriles Wasser hinzugefügt und ordentlich durchgeschüttelt. Dann wird soviel sterile N-Natronlauge hinzugesetzt, daß höchstens ein kleiner Rest der Substanz nach längerem kräftigen Durchschütteln ungelöst bleibt; man braucht dazu etwa 3½—4 ccm N.-Natronlauge. Wir füllen bis zum Teilstrich 60 auf, und von dieser Lösung werden nun je 30 ccm durch eine feine Kanüle unter möglichst gleichmäßigem Druck in die rechte und in die linke Glutäalmuskulatur eingespritzt."

Für die intravenöse Injektion haben die Autoren diese Lösung anfangs unverdünnt eingespritzt, später warnen sie vor der Verwendung einer konzentrierten Lösung. Die genaue Beschreibung ihrer Lösung für die intravenöse Injektion lautet folgendermaßen:

„In einen graduierten Meßzylinder von 250 ccm (mit eingeschliffenem Glasstöpsel und engem Halse) werden etwa 10—20 ccm sterilen Wassers hineingetan. Darauf wird die Substanz (0,3 für Frauen und 0,4 für Männer) hineingeschüttet und tüchtig umgeschüttelt, bis eine klare Lösung entsteht. Ein Zusatz von Methylalkohol ist jetzt nicht mehr nötig, da das Präparat in seiner jetzigen Form („Hyperideal 606") leicht in Wasser löslich ist. Diese Lösung wird mit sterilem Wasser oder physiologischer Kochsalzlösung auf 100 aufgefüllt. Dann werden pro 0,1 Substanz etwa 0,7 ccm Normalnatronlauge hinzugefügt und kräftig umgeschüttelt, bis der entstandene Niederschlag vollkommen gelöst ist. Sollte nach kräftigem Schütteln keine klare Lösung eingetreten sein, so werden vorsichtig einige Tropfen Normalnatronlauge, hinzugesetzt, bis volle klare Lösung entsteht, und dann erfolgt eine Auffüllung auf 200 ccm (statt 200 ccm können selbstverständlich auch 150 ccm oder 250 ccm gewählt werden). Zum Lösen sowie zum Nachfüllen benutzt man am besten erwärmtes Wasser."

B. Neutrale Emulsionen.
I. Verfahren nach Leonor Michaelis.

„Ein breiter, 50 ccm fassender steriler Meßzylinder wird mit 25 ccm Wasser, welches kurz vorher gekocht worden und noch ganz heiß ist, gefüllt. Dann werden 0,6 g der Substanz hineingeschüttet und durch Zerrollen und Zerrühren mittels eines sterilen Glasstabes gelöst. Wenn die ganze Substanz ohne jeden Rest in Lösung gegangen ist, werden 6 ccm normale (nicht $^1/_{10}$ normale) Natronlauge zugegeben und so lange gerührt, bis der entstandene Niederschlag völlig gelöst ist. Dann werden drei Tropfen einer ½ proz. alkoholischen Lösung von Phenolphthalein zugefügt und normale Essigsäure so lange unter Umrühren zugegeben, bis die Reaktion neutral ist, d. h. bis das Phenolphthalein gerade entfärbt ist. Dabei entsteht die neutrale Suspension, welche hellgelb aussieht. Dann wird, um eine etwa eingetretene saure Reaktion sicher zu vermeiden, tropfenweise wieder Normalnatronlauge zugegeben, bis eine ganz schwache Rötung des Phenolphthaleins hervortritt. Diese Flüssigkeit wird in eine flache sterile Schale ausgegossen und subkutan in den Rücken injiziert.“

Später weicht Michaelis etwas von dieser eben angeführten Methode ab insofern, als er das feste Präparat mit 1 ccm absoluten Äthylalkohols in dem Meßzylinder anfeuchtet und mit dem Glasstab durchstochert, bis das Präparat überall mit dem Alkohol gut benetzt ist. Dann erst wird das heiße Wasser zugegossen und durch einfaches Umrühren mit dem Glasstab die Lösung in kürzester Zeit herbeigeführt.

II. Verfahren nach Wechselmann und Lange.

Fast gleichzeitig mit L. Michaelis gab Wechselmann folgende Herstellungsmethode an:

a) 606 wird wie bisher gelöst, einige Tropfen Phenolphthaleinlösung als Indikator und vorsichtig $^1/_{10}$ Normal-Natronlauge hinzugefügt, bis wiederum ein feines gelbes Pulver ausfällt; diese schwachsaure oder neutrale Aufschwemmung von 25—30 ccm intramuskulär oder subkutan in die Glutäalgegend injiziert.

b) 606 wird unter Verreiben im Mörser in 1—2 ccm käufl cher Natronlauge gelöst; durch tropfenweisen Zusatz von Eisessig fällt ein feiner gelber Schlamm aus, der mit 1—2 ccm Aq. dest. steril aufgeschwemmt und nun durch Zusatz von $^1/_{10}$ Normal-Natronlauge oder 1 proz. Essigsäure genauestens mit Lackmuspapier neutralisiert wird. Von der Genauigkeit hängt die Schmerzlosigkeit ab. Die Aufschwemmung wird in die Spritze gezogen und unterhalb des Schulterblattes subkutan an vorher desinfizierter Stelle langsam injiziert.

III. Verfahren nach Spiethoff.

Durch Modifizierung der Michaelisschen Vorschriften für Herstellung einer Emulsion läßt sich nach Spiethoff die Injektionsmenge bei Gebrauch von 0,6 Arsenobenzol auf 9—10 ccm reduzieren. „0,6 Substanz z. B. werden in ein dickes Zentrifugenglas getan. Dazu kommen wenige Kubikzentimeter heiße sterile physiologische Kochsalzlösung, energisches Umrühren und Zerkleinern mit dem Glasmörser und Zusatz weiterer heißer physiologischer Kochsalzlösung; zur Herstellung einer vollständigen Lösung genügen 8 ccm Kochsalzlösung. Hinzufügen zweier Tropfen Phenolphthalein und ca. dreier Tropfen konzentrierter Natronlauge. Es bilden sich einige grobe rötliche Flocken, die beim Umrühren immer zahlreicher, feinflockiger werden, bis schließlich eine breiartige Masse entsteht, die sich beim weiteren Umrühren und gelegentlichen Erwärmen des Glases in heißem Wasser in eine feine Emulsion auflöst. Weiteres Hinzufügen einiger Tropfen konzentrierter Natronlauge bis zum Erscheinen einer leicht rötlichen Farbe, hierauf einige Tropfen starker Essigsäurelösung bis zum Verschwinden des roten Farbtones. Die erneute Abstumpfung des Säuregrades geschieht am Krankenbett, unmittelbar vor der Injektion selbst durch einige Tropfen Normalnatronlauge. Der Rückstand aus dem Glase wird durch 1 ccm steriles Aq. dest. ausgeschwemmt. Auf diese Weise kommt man bei 0,6 mit 9—10 ccm aus, was entschieden eine Herabsetzung der Beschwerden zur Folge hat."

IV. Verfahren nach Blaschko.

Nach Blaschko darf man nur so viel Natron hinzusetzen, als gerade ausreicht, um aus dem Salz die Base wieder auszufällen. „Diese Menge läßt sich sowohl rechnerisch bestimmen als auch durch Titrieren feststellen. Sie beträgt bei 0,5 g des Salzes 0,45 g = 0,36 ccm einer 20 proz. Natronlauge, bei 0,45 g des Präparats 0,41 g = 0,33 ccm Natronlauge, bei

0,6 g Präparat 0,55 g = 0,45 ccm Lauge. Bei vorsichtigem Zusatz der Lauge und etwas sterilem Wasser gelingt es, sofort eine neutrale Verreibung herzustellen, höchstens daß man 1 oder 2 Tropfen schwacher Essigsäure oder besser Salzsäure benötigt. Füllt man dann die Verreibung auf 8 oder 9 ccm auf, so hat man eine physiologische Kochsalzlösung von 0,82—0,75 %, welche die Base suspendiert enthält. Es genügt aber auch eine Auffüllung bis zu 5 ccm; denn auch eine Kochsalzlösung von 1,3 % ist nicht so hypertonisch, daß sie irgendwelche Schmerzen verursacht."

V. Verfahren nach H. Citron und Verfasser.

Ausgehend von der Tatsache, daß alle die bisher beschriebenen Manipulationen zur Herstellung gebrauchsfertiger Lösungen von Arsenobenzol mit gewissen Umständlichkeiten verknüpft sind, die sowohl für den behandelnden Arzt unerwünscht erscheinen als auch besonders die Möglichkeit chemischer Veränderungen des sehr subtilen Präparates geben und steriles Arbeiten erschweren, haben wir folgendes Verfahren ausgearbeitet:

„In eine sterile, 15 ccm fassende Rekordspritze, die an ihrem Kanülenende mit einem Konus verschlossen ist, wird das zur Injektion bestimmte Quantum Hatapulver eingeschüttet und mit einigen Tropfen Alkohol befeuchtet. Der Kolben ist zuvor entfernt worden. Nun fällt man bis zur Marke 5 heißes destilliertes Wasser zu, setzt den Kolben ein, legt den Befestigungsring um, und schüttelt gut durch. Es resultiert eine klare goldgelbe Lösung. Hierauf nimmt man den Kolben wieder heraus und setzt von einer 10 proz. Aufschwemmung von Kalziumkarbonat in phys. NaCl-Lösung langsam unter stetem Durchschütteln 40 Tropfen zu. Durch Abnahme des Konus läßt man von Zeit zu Zeit etwas Kohlensäure entweichen. Es entsteht eine rahmartige, äußerst feine Emulsion, etwa vom Aussehen und der Konsistenz von Eierkognak. Der Zusatz von 40 Tropfen der 10 proz. Kalziumkarbonataufschwemmung genügt erfahrungsgemäß zur völligen Ausfällung der Base. Wie wir uns durch Zentrifugieren überzeugen konnten, ist der Abguß vollkommen entfärbt. Im Gegensatz zu den älteren Fällungsmethoden ist ein kleiner Überschuß des Fällungsmittels ohne jede Bedeutung. — Die resultierende Injektionsmenge beträgt zirka 5—6,5 ccm, doch zweifeln wir nicht, daß man mit noch geringeren Mengen auskommen würde. — Nach beendeter Ausfällung wird die Kolbenstange aufgeschraubt und eine nicht zu dünne Kanüle aufgesetzt. Als Injektionsstelle wählen wir ausschließlich die Glutäen, und zwar den oberen äußeren Quadranten.‘‘

Die 10 proz. Kalziumkarbonataufschwemmung wird in der Weise sterilisiert, daß man sie in einem Tropffläschchen herstellt, dieses durch einen Wattebausch verschließt und im Dampfsterilisator sterilisiert.

C. Paraffinemulsion nach Kromayer.

Kromayer verwendet das Präparat 606 so, wie es versandt wird, also als Dichlorat, indem er mittels Paraffins eine Emulsion nach Analogie der Quecksilberparaffinemulsionen auf folgende Weise herstellt:

„Eine bestimmte Menge Ehrlich 606, z. B. 3 g, wird in sterilem Mörser mit wenig Paraffinum liquid. angeschlemmt und unter allmählichem Zusatz weiterer Paraffins sehr fein und sorgfältig verrieben, in ein steriles, mit Glasstöpsel verschones, 50 ccm haltendes Fläschchen gebracht und genau bis auf 30 ccm aufgefüllt, so daß je 1 ccm der Emulsion 0,1 Ehrlich 606 enthält. Vor Gebrauch bis zum Verschwinden jeden Bodensatzes zu schütteln! Vor Licht zu schützen! Die Kanülen sind wegen Verstopfungsgefahr etwas stärker wie bei den Hg-Salizyl-Injektionen zu wählen und werden am besten in einer Petrischale unter flüssigem Paraffin aufbewahrt. Eine jedesmalige Sterilisierung der Kanülen vor dem Gebrauch ist alsdann ebensowenig erforderlich wie bei den Hg-Injektionen. Die Injektionen mit Hata werden genau so wie jene gemacht und können auch ambulant verabfolgt werden.‘‘

Das sind im wesentlichen die bisher vorgeschlagenen und von den meisten Autoren klinisch erprobten Methoden, das neue Ehrlichsche Präparat 606 gebrauchsfertig zu machen. Von verschiedenen Autoren wurden noch kleine Änderungen an diesen Verfahren vorgeschlagen. So setzt Loeb der alkalischen Lösung 1—3 ccm 1 proz. Essigsäure hinzu, da nach seinen Erfahrungen dann die Schmerzhaftigkeit der alkalischen Lösung ganz bedeutend herabgesetzt wird. Daß diese Lösung weniger schmerzhaft ist, beruht natürlich darauf, daß eben die Natronlauge teilweise neutralisiert ist, was schon daraus hervorgeht, daß hierbei gallertig-kernige Niederschläge entstehen. Saalfeld, Fränkel und Grouven fügen zu der salzsauren Lösung nur 1—1½ ccm ¹/₁₀ Normal-Natronlauge hinzu, wodurch allerdings die saure Reaktion nicht wesentlich beeinflußt wird. Junkermann verwendet zur Alkalisierung nicht die Normalnatronlauge, sondern die starke offizinelle 15 proz. Natronlauge.

Passini stellt vermittels Natronlauge und Eisessig in üblicher Weise eine neutrale oder sehr schwachsaure Emulsion her und verreibt dann diese Masse sorgfältig mit einer Mischung von Adeps lanae anhydricum und Vasilinöl in gleichen Teilen.

. Fast alle diese Methoden der Herstellung gebrauchsfertiger Lösungen haben sich sowohl im Tierexperiment wie am Krankenbett gleich gut bewährt. Nach den Tierversuchen Hatas wird bei intravenöser Zuführung das Präparat wieder schnell ausgeschieden, während es bei subkutaner und intramuskulärer Anwendung im Körper lange Zeit verbleibt und als Depot eine langdauernde Wirkung entfaltet. Spiethoff konnte hinsichtlich der Schnelligkeit des Verschwindens der Spirochaeten aus luetischen Krankheitsprodukten keinen Unterschied in der Wirkung der Lösung und der Emulsion feststellen. Doch scheinen nach den Erfahrungen verschiedener Autoren (A. Neißer u. a.) die neutralen Emulsionen zwar langsamer, aber nachhaltiger zu wirken. Alt, Schreiber und Hoppe und andere schreiben der intravenösen Einverleibung des Präparates eine schnellere, allerdings auch weniger nachhaltige Wirkung zu. Iversen kombiniert aus diesem Grunde — ein Verfahren, das auch Ehrlich empfiehlt —, diese Applikationsmethode mit der intramuskulären Injektion derart, daß er erst intravenös etwas über die Hälfte (0,4—0,5) der zur Verwendung kommenden Dosis Arsenobenzol und nach 48 Stunden den Rest (0,3—0,4) intramuskulär injiziert. Wechselmann, L. Michaelis, Herxheimer, Sieskind und andere bevorzugen die subkutane Einspritzung, in der Regel in der Interskapulargegend oder zwischen die Schulterblätter, während die Mehrzahl der Kliniker die intramuskuläre Injektion tief in die Glutäen vorziehen.

Nach den Erfahrungen von Alt ist die Einverleibung sauerer Lösungen (wie schon erwähnt) anscheinend nicht ungiftig; diese können schon in geringer Dosis die Herztätigkeit ungünstig beeinflussen. Auch Ehrlich selbst, sowie Junkermann u. a. hegen Bedenken, daß das Präparat als Dichlorhydrat für das Gewebe reizend und event. toxisch wirken könne. Diese Bedenken würden auch gelten für die Kromayersche Paraffinemulsion, bei der noch außerdem die schlechtere Resorptionsfähigkeit in Betracht gezogen werden müßte. Wenn diese Bedenken aber, wie Kromayer nach ausgedehnter klinischer Verwendung und Beobachtung mitteilt, wegfallen, so dürfte die von Kromayer empfohlene Paraffin- oder Vasinolemulsion zur Einführung und zum Gebrauch des Präparates in der Praxis zu bevorzugen sein. Meirowsky konnte allerdings die Angaben Kromayers, daß seine Injektionsmethode nur geringe Beschwerden auslöse, nicht bestätigen. Außerdem befürchtet er die Möglichkeit, daß die große Quantität des injizierten Paraffins Embolien begünstige, was ihm ein selbst beobachtetes derartiges Vorkommnis bestätigte. In gleicher Weise dürfte das von Citron und mir ausgearbeitete Verfahren für die Praxis zu empfehlen sein, da die gebrauchsfertige Lösung die denkbar geringsten chemischen Veränderungen des Präparates gewährleistet, absolut steril und vollkommen neutral, also an sich ziemlich schmerzlos ist. Die momentane Wirkung dieser Emulsion ist anscheinend dieselbe wie bei den anderen Emulsionen, ob allerdings die Resorptionsbedingungen ebenfalls dieselben sind, muß erst an einer größeren Zahl damit behandelter Fälle festgestellt werden. Man kann doch annehmen, daß diese sicher nicht ungünstiger sein dürften, wie bei der eben beschriebenen Kromayerschen Paraffinemulsion.

Was die

3. Injektionstechnik

betrifft, so sind nach den bisher gesammelten Erfahrungen folgende Punkte zu beobachten:

a) Intramuskuläre Injektion.

Die intramuskuläre Injektion wird, wie bei der intramuskulären Applikation der Quecksilberpräparate, in die Muskulatur der Glutäen gemacht. Der Patient liegt am besten mit dem Bauche auf dem Operationstisch, die Glutäalgegend wird in üblicher Weise (nach Fürbringer, mit Jodtinktur oder Jodbenzin) desinfiziert und der Einstich in die oberen äußeren Quadranten vorgenommen. Um möglichst weit vom Ischiadicus entfernt zu bleiben und so stärkere Schmerzen zu vermeiden, rät Junkermann, in der Höhe der Verbindungslinie der Spinae iliacae anteriores superiores und möglichst lateral bei sagittaler Richtung der Kanüle langsam in die Glutäen zu injizieren. Es geschieht dies deswegen, um das Anstechen grösserer Gefäße der Glutäalgegend zu verhüten. Bei Verwendung von Lösungen des Präparates kann die Injektion mit gewöhnlichen Kanülen sofort erfolgen. Luftblasen sind natürlich zu vermeiden. Bei Injektionen von Emulsionen bedient man sich zweckmäßig etwas weiterer Kanülen und nimmt wie bei den unlöslichen Quecksilberpräparaten, vor der Injektion die Spritze noch einmal ab, um sich zu überzeugen, daß man auch kein Gefäß getroffen hat (Lesserscher Handgriff). Die Injektion selbst geschieht in jedem Falle äußerst langsam, um Gewebszerreißungen möglichst zu vermeiden (Kromayer). Wenn man neutrale Emulsionen injiziert, so kann man die verhältnismäßig geringe Injektionsmenge in eine Gesäßhälfte einspritzen. Man wählt dann am besten diejenige Seite, auf der der Patient gewöhnlich nicht schläft (Spiethoff u. a.). Der Patient bleibt zweckmäßig noch einige Zeit auf dem Bauche liegen und wird etwa ½ Stunde lang über der estjektionsstelle, die mit einem durch breite Heftpflasterstreifen befestigten sterilen Tupfer bedeckt ist, kräftig massiert. Wie nach der Quecksilberinjektion kann man hierzu auch die Vibrationsmassage anwenden.

b) Die subkutane Injektion.

Bei der subkutanen Injektion, die vor allem von Wechselmann und Lange, L. Michaelis und von Kromayer empfohlen wurde, wird nach L. Michaelis der Patient in völlig aufrechter Stellung hingesetzt und die Kanüle in die Gegend zwischen beiden

Schulterblättern eingestochen. „Nachdem alles injiziert ist, folgt mit als wichtigster Teil der ganzen Prozedur die Verteilung der injizierten Masse. Der Patient setzt sich in kerzengerader Stellung quer ins Bett, und dann wird durch sorgfältige Massage die entstandene Flüssigkeitsbeule auf eine möglichst große Fläche verteilt, so daß keine Hervorwölbung mehr sichtbar ist. Dann wird ein feuchter Umschlag auf den Rücken appliziert und der Patient ins Bett gelegt." Michaelis führt die Injektionen jetzt gewöhnlich etwas tiefer in die Rückenmuskulatur hinein aus; er injiziert nicht mehr ganz hinten am Rücken, sondern seitlich und unten am Thorax.

Wechselmann und seine Mitarbeiter (Lange, Sieskind) injizieren subkutan in die rechte Interskapulargegend.

Blaschko nimmt die Injektion in das subkutane Gewebe der Nates vor und will dadurch bei kaum merklicher Infiltration jegliche Funktionsstörungen vermeiden. Er verteilt übrigens, um die Resorptionsbedingungen günstiger zu gestalten, die zu injizierende Dosis in kleineren Mengen auf verschiedene Stellen.

Am zweckmäßigsten wird man zur intramuskulären wie zur intravenösen Injektion wohl größere „Rekord"spritzen verwenden.

c) Die intravenöse Injektion.

Für die intravenöse Einspritzung gibt E. Schreiber eine genaue Beschreibung, die ich hier im Wortlaut wiederholen möchte:

„Die Lösung (s. S. 27) wird dann in ein steriles Becherglas getan, aus welchem sie mit der Spritze bequem aufgesogen werden kann.

Die Spritze, deren wir uns jetzt bedienen, ist eine einfache Lüersche Spritze. Die Kanüle ist bajonettförmig abgebogen und trägt einen Seitenansatz mit Dreiweghahn, so daß sowohl Flüssigkeit aufgesogen als auch nach Umstellen des Hahnes direkt in die Vene eingespritzt werden kann. Die Kanüle trägt außerdem noch eine kleine rechtwinklig gebogene Platte an der ersten Abbiegungsstelle, zur besseren Fixation für den Spritzenden. Sie ist jetzt zum Abschrauben gemacht, so daß sie leicht ausgewechselt werden kann.

Sehr wichtig ist, daß die Kanüle vollkommen in derVene ruht, und daß diese beim Einstechen nicht etwa anderweitig verletzt wird, was bei einer allzu langen Spitze der Kanüle leicht der Fall sein kann; deshalb lasse ich die Spitze auch nur kurz schleifen. Um absolut sicher zu gehen, bedienen wir uns noch eines kleinen Handgriffes, den ich aufs dringendste empfehle, besonders allen denjenigen, welche die Einspritzung zum erstenmal machen:

Wir füllen zuerst die Spritze mit physiologischer Kochsalzlösung, stechen dann mit geöffnetem Hahn in die Vene ein und, während der Abbindungsschlauch noch liegt, spritzen wir zunächst, nachdem deutlich Blut eingeströmt ist, die Kochsalzlösung ein. Liegt nämlich nun die Kanüle nicht vollkommen in derVene, oder ist dieselbe beim Einstechen etwa anderweitig verletzt, so wird beim Einspritzen der Kochsalzlösung sofort ein Filtrat entstehen. Bildet sich ein solches, so ziehen wir die Kanüle aus der Vene heraus und suchen eine andere besser zu fassen; denn auf jeden Fall muß bei der nachfolgenden Injektion verhütet werden, daß etwas von der Lösung unter die Haut kommt, weil dadurch unangenehme Infiltrationen hervorgerufen werden, die zum Teil sehr schmerzhaft sind und wochenlang bestehen können, später aber ausnahmslos gut zurückgehen. Wir wählen deshalb auch meistens eine Vene, die außerhalb der Ellenbeuge gelegen ist, damit nicht eventuell durch solche Infiltrationen die Beweglichkeit behindert ist. Desgleichen spritzen wir auch, wenn die Lösung vollkommen injiziert ist, die Vene noch wieder mit etwas Kochsalzlösung rein, um auch auf diese Weise eine Reizwirkung an dem unteren Teile der Vene zu verhüten. Sollte während der Injektion der Lösung die Kanüle aus der Vene herausgegangen sein oder dieselbe verletzt haben, so sieht man sofort eine Vorwölbung beim Einspritzen auftreten, und die Patienten klagen in demselben Augenblick über ein brennendes Gefühl. Man zieht dann die Spritze sofort heraus, legt den Abbindungsschlauch noch einmal um und läßt ordentlich ausbluten, weil wir gefunden haben, daß auf diese Weise am besten das Entstehen eines Infiltrates noch verhütet wird. Gelingt die Injektion technisch vollkommen gut, so haben die Patienten, abgesehen von dem kleinen Einstich, keinerlei Schmerzen!"

Neben der intravenösen Injektion mit Hahnkanüle und

Spritze, wie sie Schreiber angegeben hat, wird auch die Infusion in die Vene mittels Schlauchtrichters (Weintraud) erfolgreich geübt. Aßmy hat zur Ausführung dieses Verfahrens ein kleines Instrumentarium angegeben, mit dem es möglich sein soll, die intravenöse Applikation ohne jede Assistenz auszuführrn, was bei dem Schreiberschen Modus wohl kaum der Fall sein dürfte. Daneben hat das Aßmysche Instrumenterium vor dem Schreiberschen sicher den Vorteil der Billigkeit und größeren Haltbarkeit. Auf einem Stativ von etwa 1 m Höhe (Titrier-Stativ) sind zwei Trichter zur Aufnahme von Hata- und physiologischer Kochsalzlösung befestigt, von denen zwei Schläuche ausgehen; diese vereinigen sich in einem Zweiwege-Hahn (Posnerscher Katheter-Hahn), auf dessen Auslauf-Fortsatz ein etwa 12 cm langer dünner Gummischlauch aufgesteckt ist, der seinerseits an seinem Ende einen Metallkonus zur Aufnahme der Kanüle besitzt. Letztere entspricht ihrer Form nach der Straußschen Kanüle, wie sie bei der Blutentnahme zur Wassermannschen Reaktion allgemein verwendet zu werden pflegt, nur ist sie natürlich dünner, kürzer, und ihre Spitze zeigt sie denselben kurzon Abschliff wie die Schreibersche Hahn-Kanüle.

Die Zwischenschaltung des Gummischlauches zwischen Kanüle und Hahn gestattet es, alle möglichen Manipulationen mit dem letzteren auszuführen, ohne daß die in der Vene steckende Kanüle an den durch dieselben stets bedingten Bewegungen teilnimmt. Das ist ein großer Vorteil, da bei dem Schreiberschen Verfahren die Gefahr einer Verletzung der Venenwand natürlich während der ganzen Zeit des Eingriffes besteht, weil infolge des langen Hebels, den Spritze und Hahnkanüle bilden, sich die kleinsten Bewegungen, wie sie bei den einzelnen Phasen der Injektion gar nicht zu vermeiden sind, an der Kanülenspitze in verstärktem Maße unangenehm geltend machen.

Nach den Angaben Aßmys, der nach beiden Arten zahlreiche intravenöse Behandlungen ausgeführt hat, soll das Infusions-Verfahren unvergleichlich leichter sein und weniger Geschicklichkeit erfordern, als die Schreibersche Injektionstechnik.

Während Ehrlich selbst noch in seinem Buche S. 156 die intramuskuläre Injektion empfiehlt und ihr eine nachhaltigere und intensivere Wirkung zuschreibt, hat er jetzt in einem Rundschreiben vom 25. Oktober 1910 geraten, sich bei der weiteren Behandlung der Syphilis mit seinem Präparat nach Möglichkeit der intravenösen Injektion zu bedienen.

Vom Standpunkte des Gewährs für einen Dauererfolg erscheinen Ehrlich jetzt am wirksamsten zu sein:

1. die intravenöse Injektion alkalischer, stark verdünnter Lösung,

2. die intramuskuläre Injektion der alkalischen Lösung,

3. die stark reizenden sauren Lösungen (Mono-, Dichlorhydrat),

4. zuletzt die sogen. neutralen Emulsionen (intramuskulär, subkutan).

4. Direkte örtliche Nebenwirkungen der Injektion.

Während die intravenöse Injektion bei richtiger Technik keinerlei örtliche Nebenwirkungen hat, machen sich bei der intramuskulären und subkutanen Applikation des Ehrlichschen Präparates verschiedene lokale Störungen bemerkbar, die teils von der Art der Lösung herrühren, teils als Druckwirkung der mehr oder weniger großen injizierten Masse aufzufassen sind.

Am stärksten und am unangenehmsten sind diese örtlichen Nebenwirkungen bei der Injektion alkalischer Lösungen, insbesondere bei der Verwendung größerer Flüssigkeitsmengen, wie man sie anfänglich fast allgemein verwendete.

Diese Nebenerscheinungen treten in erster Linie in Erscheinung als Schmerzhaftigkeit der injizierten Gesäßbacken. Bei der Verwendung von alkalischen Lösungen setzen die Schmerzen meist schon während der Injektion ein und nehmen in den nächsten Stunden an Intensität zu. Daher wird empfohlen, die Injektionen am Morgen vorzunehmen, um den Patienten möglichst wenig in seiner Nachtruhe zu stören.

Wie eben erwähnt, nimmt die Schmerzhaftigkeit der injizierten Stelle in den nächsten Tagen zu; es besteht ein bohrender, etwa dem Zahnweh ähnlicher Schmerz und außerdem meist eine starke Druckempfindlichkeit der mittlerweile bretthart infiltrierten und diffus geschwollenen Gesäßgegend. Die Patienten sind meist im Gehen, Sitzen und Liegen infolge dieser Schmerzhaftigkeit stark behindert. Sehr oft ist infolge der bestehenden Spannung die Beugung der Oberschenkel fast unmöglich. Die Schmerzen können übrigens auch in der Steißbeingegend lokalisiert sein (Spatz). Bei intramuskulären Injektionen neutraler Emulsionen beginnen die Schmerzen in der Regel erst am nächsten Tage und erreichen ihren Höhepunkt dann am 2. oder 3. Tage, in welcher Zeit sich unter regelmäßigem Fieber ein ziemlich zirkumskriptes, hartes Infiltrat bildet, das je nach der Menge des injizierten Emulsionsquantums mehr oder weniger groß ist. Die Druckempfindlichkeit ist hier entschieden weniger stark wie bei alkalischen Lösungen, auch wird der Schmerz weniger als ein bohrender, sondern mehr als ein dumpfer Druckschmerz empfunden. In letzter Zeit wurden von verschiedenen Autoren an der Einstichstelle bei intramuskulärer sowohl wie bei subkutaner Applikation schwere, bis auf die Knochen reichende Nekrosen beobachtet. So beobachtete Dreuw in zwei Fällen beinahe kleinfaustgroße Nekrosen der Glutäalmuskulatur und in einem anderen Falle zwei Nekrosen von Haselnußgröße im Rücken. Bayet sah bei acht Patienten acht schwere brandige Affektionen, die teilweise an der Injektionsstelle mit Nekrose des Knochens verbunden waren.

Bei der subkutanen Applikation soll ein großer Prozentsatz der Kranken die Injektion ausgezeichnet und reaktionslos vertragen (Sieskind, Leonor Michaelis, Kromayer u. a.). Nach Sieskind wurden jedoch auch bei der subkutanen Methode in etwa 10 % der Fälle Reaktionserscheinungen beobachtet. Das eventuelle Infiltrat bildet sich hier erst am 3. oder 4. Tage. Manchmal konnte eine Fluktuation der Infiltrate festgestellt werden, die aber nach Sieskind meist, wie es sich aus der Probepunktion ergab, einer serösen Flüssigkeit ihren Ursprung verdankte. Unter 375 Fällen hat Sieskind nur fünfmal eine wirkliche Vereiterung beobachtet. Der Eiter war in allen 5 Fällen steril. „Ganz kleine Nekrosen um die Einstichstelle herum sind keine Seltenheit, wie es doch bei der entzündungserregenden und nekrotisierenden Wirkung von Arsenpräparaten nicht verwunderlich ist. Die kleinen Nekrosen sind per granulationem geheilt". 2 Patienten hatten zweimarkstückgroße bis auf den Muskel reichende Nekrosen. Die Nekrosen sind nach den Beobachtungen Sieskinds immer dann erfolgt, wenn im Stichkanal etwas von dem Präparate zurückgeblieben ist.

Als direkte Wirkungen dieser Infiltrate sind wohl auch die oft recht unangenehmen Reizungen des Ischiadicus aufzufassen, die sich in neuralgischen, bis in die Wade ausstrahlenden Schmerzen geltend machen. Bei ausgesprochener Neigung zu ischiadischen Beschwerden oder gar bei bestehenden Ischiasleiden ist von einer intramuskulären Injektion abzusehen, da dieses Leiden, wie ich selbst in einem Falle beobachten konnte, hierdurch verschlimmert werden oder von neuem ausbrechen kann.

Um diese durch die Injektion hervorgerufenen Schmerzen, die auch meiner Erfahrung nach nicht nur bei neurasthenischen, sondern auch bei gesunden und robusten Naturen unter Umständen sehr bedeutende sein können, aufzuheben oder wenigstens zu lindern, hat man anfänglich von verschiedenen Seiten empfohlen, ein Anästhetikum der Injektionsflüssigkeit zuzusetzen. So hat sich nach Alt als Zusatz eine Ampulle Eusemin bewährt. Wechselmann machte durch vorherige Injektion von 0,02 Novokain die Injektionsstelle anästhetisch, andere wieder setzen Kokain, Alipyn oder Morphium zu. Aber alle diese Maßnahmen konnten ihrer nur momentanen Wirksamkeit wegen nicht vor den der Injektion nachfolgenden Schmerzen schützen. Der beste Schutz ist anscheinend, wie schon oben erwähnt, eine möglichst genaue Neutralisierung der zu injizierenden Flüssigkeit und sofortige Massage der Injektionsstelle unmittelbar nach der Injektion. Gegen den Druckschmerz leisten gute Dienste permanente feuchte Verbände mit essigsaurer Tonerde oder Spiritus. Daneben die üblichen Narkotika wie Opium oder Morphium, am besten hier als Stuhlzäpfchen, und Schlafmittel.

5. Wirkung des Arsenobenzols auf den Organismus im allgemeinen.

Was den Einfluß des Präparates auf den Stoffwechsel betrifft, so konnte Hoppe nachweisen, daß eine günstige Wirkung auf den Lezithinstoffwechsel eintritt. Einige Tage nach der Injektion stellt sich bei den meisten Patienten eine ziemlich beträchtliche Leukozytose ein. A. Neißer konnte ebenfalls nach den Injektionen eine sehr starke Hyperleukozytose (bis 38 000) feststellen, die langsam abklang. Zu fast demselben Resultat kamen Brändle und Clingestein (bis 15 000), während Lange in einzelnen Fällen nur geringe Leukozytenvermehrung sah.

Klausner und Bardachzi haben nach der Injektion von Arsenobenzol große Schwankungen in der Zahl der roten Blutkörperchen beobachtet, die von einer meistens in den ersten 8—12 Stunden auftretenden Urobilinurie begleitet waren, welch letztere meistens nach 24 Stunden wieder jedoch schwand.

Bei der intravenösen Injektion ist nach Alts Angaben die Arsenausscheidung schon nach zwei Tagen nahezu vollendet, am dritten Tage finden sich nur noch Spuren. „Innerhalb dieser Zeit kann man ziemlich das ganze Arsen im Stuhlgang und im Urin nachweisen, von kleineren Verlusten abgesehen, die durch Transpiration, durch Haut und Haare usw. verlustig gehen". Bei der intramuskulären Injektion dauert dieAusscheidung des Arsens mindestens 12—13 Tage (Treupel u. a.), während sie bei der intravenösen Injektion schon nach 4 Tagen beendet ist (Hoppe). Eine Methämoglobinbildung, wie man sie etwa bei der intravenösen Injektion erwarten könnte, findet nach Heubner auch bei der stärksten Konzentration nicht statt.

W. Fischer teilt hingegen mit, daß nach Untersuchungen von Prof. Loeb (Chem. Institut des Rudolf-Virchow-Krankenhauses) bei drei Fällen Arsen, wenn auch zum Teil nur in geringer Menge, im Urin nachgewiesen werden konnte, im ersten noch olf und dreizehn Wochen, im zweiten acht und zehn Wochen und im dritten nach subkutan gegebener Dosis von 0,15 noch sechs bis acht Wochen nach der Injektion. Fischer folgert hieraus, daß fast $\frac{1}{4}$ Jahr nach der Einführung As noch im Körper kreisen kann.

Fast übereinstimmend wird von den Klinikern angegeben, daß eine Einspritzung des Arsenobenzols eine recht gute Wirkung auf das Allgemeinbefinden der Patienten habe, die sich erster Linie in einer oft recht erheblichen Gewichtszunahme dokumentiere. Manche Patienten sollen nach Wechselmann das Gefühl haben, „als ob sie Bäume ausreißen wollten". Wechselmann und andere Autoren konnten vereinzelt sogar eine Hebung der Potenz feststellen. Diese spezifischen Arsenwirkungen hat man, wie ich oben angeführt habe, ja auch beim Atoxyl und beim atoxylsauren Quecksilber beobachten können. Von anderen Autoren werden allerdings auch starke Abmagerungen gemeldet.

6. Wirkung des Arsenobenzols auf syphilitische Erkrankungen der primären, sekundären und tertiären Periode.

Die ersten Mitteilungen über die Wirkung des Arsenobenzols auf syphilitische Krankheitsprodukte wurden von Prof. Konrad Alt in Uchtspringe gelegentlich eines Vortrages in der Magdeburger Medizinischen Gesellschaft im März 1910 gemacht. In Gemeinschaft mit Dr. Schreiber am Altstädtischen Krankenhause in Magdeburg hatte Alt seit 31. Januar 1910 bis zum Zeitpunkt seiner damaligen Veröffentlichung 27 Fälle florider Lues mittels einmaliger Injektion von 0,3 g des neuen Präparates behandelt „und geradezu verblüffende Behandlungserfolge zu verzeichnen gehabt". Kurz zusammenfassend teilt Alt hierüber folgendes mit: „Die Initialgeschwüre zeigten schon nach wenigen Tagen starken Rückgang, die Sklerosierung verlor sich ebenfalls durchweg; die makulo-papulösen Hautausschläge mit zum Teil nässendem und geschwürigem Charakter blaßten rasch ab oder trockneten ein, verheilten alsdann unter Zurücklassung flacher Pigmentflecke. Ulzerationen an den Labien verheilten nach wenigen Tagen ganz glatt. Breite, strotzende Papeln an After und Scheide verblaßten und verflachten sich stets sehr bald, sind in einigen ganz besonders schweren Fällen jetzt nach knapp vierwöchiger Behandlung restlos verschwunden. Auch ein sehr großes, hartnäckiges tertiäres Geschwür am Schenkel ist nach knapp 3 Wochen nahezu gänzlich vernarbt. Am schnellsten, in wenigen Tagen, gingen die zahlreichen, sonst sehr hartnäckigen spezifischen Anginen mit schwierigen Belägen zurück."

Nach den ersten Berichten von Wechselmann konnte auch bei der allerskeptischsten Beurteilung gar kein Zweifel mehr obwalten, daß das neue Mittel auf die Symptome der Syphilis in allen ihren infektiösen Formen mit einer Rapidiät und Gründlichkeit wirke, wie sie kein anderes bisher bekanntes Mittel auch nur annähernd aufweisen konnte. „Die Heilwirkungen sind so rapide, daß man die Patienten nicht demonstrieren kann, weil meist schon nach wenigen Tagen an ihnen nichts mehr zu sehen ist, und sie das Krankenhaus verlassen."

Leider haben sich die großen Erwartungen, die man auf Grund dieser begeisterten und überaus günstigen ersten

Mitteilungen von Alt, Wechselmann u. a. auf dieses Mittel setzte, nur zum Teil erfüllt. Je länger die Beobachtungszeit der damit behandelten Fälle dauerte und je mehr Kliniker das Arsenobenzol zur Behandlung der Syphilis erhielten, desto mehr erkannte man, daß dieses neue Arsenpräparat Ehrlichs zwar eine meist recht gute therapeutische Wirkung auf manifeste luetische Symptome entfalte, daß aber eine vollkommene Heilung der Syphilis im Sinne Ehrlichs durch dieses Präparat noch nicht erreicht wurde und wohl auch nicht erreicht werden kann.

Stellen wir die Urteile der Kliniker, die mit diesem Präparat arbeiten konnten und ihre damit gemachten Erfahrungen bisher [1] mitgeteilt haben, hinsichtlich des therapeutischen Effektes des Arsenobenzols auf die Krankheitsformen der verschiedenen Perioden der Lues zusammen, so ergibt sich folgendes:

a) Primäraffekte.

Nach Alt zeigen, wie wir bereits gesehen haben, die Initial-geschwüre schon nach kurzer Zeit starken Rückgang, die Sklerosierung verliert sich nach wenigen Tagen. Bei einem Pa-tienten, welchen Wechselmann am 18. Juni 1910 wegen etwa 20 Roseolaflecken am Rumpf und einem schmierig belegten Erosivschanker am Penisschaft injiziert hatte, war am nächsten Tage der Schanker bereits rein, fast ohne jede Induration und am 22. Juni bis auf einen linsengroßen Rest geschlossen. Bei dem-selben Patienten war ein fast fünfmarkstückgroßer, die Unterlippe tief zerstörender Primäraffekt nebst einem gänseeigroßen Maxillar-bubo im Mai zunächst ohne große Wirkung geschmiert worden; am 20. Mai wurde intramuskulär 0,4 g Ehrlich-Hata injiziert. Am 2. Juni war das Geschwür flach, zehnpfennigstückgroß und die Drüse ganz klein und am 8. Juni fast ganz geheilt. Bei knorpel-haften Primäraffekten geht nach den Erfahrungen Wechsel-manns, Miekleys u. a. die Reinigung ebenfalls sehr schnell vor sich, aber die ganze Heilung dauert länger entsprechend der Resorption der Gewebswucherung. Nach Dörr, Iversen, Juliusberg, Schreiber, Zeißl gehen die Erscheinungen des Primäraffektes rasch zurück, meist schneller als bei Hg. Neißer

---

[1] Bis Anfang Dezember 1910.

hat in vielen Fällen ein rapides Schwinden von Primäraffekten gesehen, auch die Heilerfolge Chrzelitzers, Miekleys, Bethmanns
u. a. waren in dieser Hinsicht überraschend. Nach Spatz überhäuten sich und erweichen die geschwürigen Primäraffekte innerhalb von 6 Tagen. Géronne und Huggenberg teilten mit, daß
zehn Ulcera dura von Fünfzigpfennigstückgröße sich innerhalb 10 bis
14 Tagen schlossen; ebensolange dauert nach Salomon die durchschnittliche Heilung der Primäraffekte bei einer Behandlung mit 606;
nach Herxheimer brauchen die Primäraffekte durchschnittlich
8—14 Tage zum Schwinden. In vier Fällen jedoch blieben die Indurationen in den ersten drei Wochen fast unverändert. Grouven
und Fränkel sahen die Primäraffekte oft innerhalb weniger Tage
sich zurückbilden; nach Pinkus brauchen sie hierzu durchschnittlich 9 Tage. Iversen berichtet jedoch, daß sich primäre Sklerosen
und Drüsenschwellungen infolge der anatomischen Verhältnisse
am längsten halten, aber dann auch weicher werden und allmählich schmelzen. Bis zu ihrem vollständigen Verschwinden können
allerdings 3—4 Wochen vergehen. Spiethoff sah Primäraffekte
nach 1—3 Wochen vollständig epithelisiert. Phimosen, die infolge eines Primäraffektes entstanden waren, bildeten sich ohne
jede Lokaltherapie bei einer Dosis von 0,3 nach ca. 3 Wochen,
bei 0,6 nach 6 Tagen vollständig zurück. Ebenso genügt nach
L. Michaelis die Injektion mit 606 vollkommen, um ohne jede
Lokalbehandlung den Primäraffekt in 1—3 Wochen abheilen zu
sehen. Eine sehr schnelle und prompte Wirkung des Arsenobenzols
auf Primäraffekte sah auch Jadassohn. Nach Welanders
Erfahrungen überhäuten sich die Primäraffekte zwar schnell,
aber die Induration bleibt sehr lange zurück. Zu demselben Urteil
kommt später Géronne. Auch Gennerich konnte stärkere Sklerosen in mehreren Fällen noch nach 3—4 Wochen nachweisen,
während oberflächliche, wenig indurierte Primäraffekte oft 2 bis
3 Tage nach der Einspritzung überhäutet und erweicht waren.
Rille fand, daß die kürzeste Zeit, die Primäraffekte bis zur Heilung
brauchen, 7 Tage, die längste 34 Tage betrug. Pick hat häufig
rasche Epithelisierung exulzerierter Sklerosen beobachtet. Schulz
berichtet, daß Primäraffekte durchschnittlich 5—8 Tage
nach der Injektion abgeheilt sind; auch nach Halberstädter
erfolgt im allgemeinen hier ein prompter und rascher Rückgang.
Nach Duhot verschwindet der Schanker in 3—14 Tagen, je nach

dem er induriert ist. Verhältnismäßig langsam oder fast gar nicht waren nach den Erfahrungen von Halberstädter, Deneke und Schindler Sklerosen der Lippen durch das neue Präparat therapeutisch beeinflußt worden.

Weniger günstige Erfolge der Wirkung des Arsenobenzols auf Primäraffekte hatte trotz hoher Dosen (0,5—0,7 EH) Stern zu verzeichnen, so daß er zur lokalen Behandlung mit Kalomel übergehen mußte. Am hartnäckigsten scheinen sich hinsichtlich des Heilaffektes Sklerosen der Portio zu verhalten. In neun solchen Fällen dauerte die durchschnittliche Heilungsdauer nach Glück 18 Tage. Interessant ist die Beobachtung von Sieskind, daß bei der Behandlung von Chancres mixtes nach dem Verschwinden der Sklerosen noch Geschwüre vom Charakter des Ulcus molle zurückblieben, die von Arsenobenzol nicht beeinflußt wurden.

Wie steht es nun mit den regionären syphilitischen Lymphdrüsenschwellungen, die bekanntlich kurze Zeit nach dem Auftreten des Primäraffektes, noch vor Ausbruch der Allgemeinerscheinungen auftreten? Nach meinen Erfahrungen und denen der meisten anderen Autoren (Blumenfeld, Schulz, v. Zeißl) werden diese zum Teil ebenfalls recht günstig durch das neue Präparat therapeutisch beeinflußt. Ein Fall von strumösem Bubo verkleinerte sich nach Blumenfeld im Laufe von 8 Tagen auf etwa ein Fünftel seiner ursprünglichen Größe. Allerdings scheint es nur selten zu einem vollständigen Verschwinden derselben zu kommen. Nach Pinkus konnte zwar regelmäßig ein Kleinerwerden der regionären Lymphdrüsen beobachtet werden, ohne daß diese aber völlig zu verschwinden pflegten. In den meisten Fällen blieben Lymphstränge und kleinere Lymphdrüsenschwellungen zurück (Géronne und Huggenberg). Nach den Erfahrungen Miekleys dagegen bilden sich die Drüsen nur sehr langsam zurück; sie werden anscheinend von allen Krankheitsprodukten am langsamsten beeinflußt.

b) Sekundäres Frühstadium.

Am günstigsten scheinen nach den Resultaten und Urteilen der meisten Kliniker von den Krankheitserscheinungen des sekundärstadiums syphilitische Krankheitsprodukte der Schleimhäute von Arsenobenzol beeinflußt zu werden. Spiethoff sah Schleimhautplaques schon 2—3 Tage nach der Einspritzung vollständig verschwinden. Nach den Angaben von Géronne und Huggenberg heilten bei spezifischen Anginen die Plaques in 7 bis 10 Tagen. Auch Isaac beobachtete bei Plaques und Kondylomen der Schleimhäute ein ähnliches schnelles Abheilen. Hand in Hand damit schwanden auch die durch dieselben hervorgerufenen Beschwerden. Schwere erosive und papulöse Schleimhauterkrankungen reagierten besonders sinnfällig, wenn eine vorangegangene Quecksilberbehandlung ohne Erfolg geblieben war (Grouven und Fränkel). Nach Miekleys Mitteilungen schmelzen die Beläge auf den Tonsillen in den ersten Tagen nach der Injektion ab, so daß ein Vergleich mit der Wirkung des Behringsche Serums auf diphtheritische Beläge erlaubt wäre. Die noch zurückbleibende Zerklüftung und mäßige Hyperplasie der Tonsillen verschwindet bald. Oft ist 8 Tage nach der Injektion die Angina vollkommen geheilt. Nach den Erfahrungen von Glück blieben nur die Rötungen der Rachenorgane so lange bestehen, während die Plaques an der Zunge, Tonsillen und am weichen Gaumen spätestens am 5. Tage nach der Injektion verschwunden waren. Bei luetischer Heiserkeit tritt schon bereits 3—8 Tage nach der Injektion Reinigung der Stimme ein (Blumenfeld, Glück, u. a.).

Gleichschnelle Wirkung etwa hat die Injektion von Arsenobenzol auch auf Roseolen und einfache makulöse Exantheme (Wechselmann, L. Michaelis, Kromayer, Treupel, Géronne und Huggenberg, Iversen, Spiethoff, Spatz, Gennerich, Dennecke, Rille); sie schwinden meist im Verlauf weniger Tage (Brändle und Clingestein u. a.). Nur Miekley konnte ein auffallend langsames Weichen gerade der Roseola feststellen, von der oft noch mehrere Wochen nach der Injektion Pigment mit gleichzeitiger restierender Hyperplasie sichtbar ist. Ähnlich konstatierte dies auch Sieskind bei der Roseola urticata.

Auch papulöse und pustulöse Syphilide verschwinden rasch und trocknen ein (Spiethoff, Dörr, Iversen, Miekley). Beim papulösen Exanthem bleibt in der Regel eine leichte Pigmentierung zurück (Chrzelitzer u. a.). Ein papulokrustöses Exanthem war nach 2 Tagen auf 0,6 vollständig trocken geworden und die Krusten abgefallen (Spiethoff). Nach Sieskind reagieren jedoch nur die mikropapulösen, bzw. lichenoiden Exantheme einigermaßen günstig auf Arsenobenzol, während man

von den großpapulösen Syphiliden behaupten kann, daß sie gegen
606 refraktär zu sein scheinen. Auch ulzeröse Syphilide,
ja Rupiae syphiliticae können rasch zur Heilung gebracht
werden (Isaac, Brandenburg, Juliusberg). Nässende
Papeln trocknen ein und flachen ab, oft in kurzer Zeit (Spatz,
Géronne und Huggenberg, Mickley), doch können sie auch
ziemlich lange bestehen bleiben (Welander, Schreiber,
Ledermann). Kondylome überhäuten sich zusehends und verschwinden oft mit geradezu fabelhafter Schnelligkeit (Grouven
und Fränkel). Einen ausgezeichneten therapeutischen Effekt
hatte Arsenobenzol nach Volk und Lipschütz bei der so reni-
tenten luetischen Paronychie. Psoriasis palmaris und
plantaris war nach 10 Tagen geschwunden (Géronne und
Huggenburg, Saalfeld), nach Bruhns erwiesen sich jedoch
mehrere Fälle von Psoriasis spezifika recht hartnäckig. Wechselmann sah einmal ein Leukoderma colli in wenigen Tagen unter
Abheilung der weißen Stellen schwinden. Dem gegenüber stehen
die Beobachtungen von Volk und Lipschütz u. a., nach denen
gerade das Leukoderma durch Ehrlich-Hata vollkommen
unbeeinflußt bleibt.

Die generalisierte Lymphadenitis sowie einzelne Drüsen
im Sekundärstadium können im Verlaufe weniger Tage
schwinden (Dörr, Spiethoff, Sieskind) oder zeigen wenigstens
deutliche Neigung zur Rückbildung (Hoffmann, Grouven und
Fränkel). Nach den Erfahrungen in der Lesserschen Klinik
hingegen sind, wie schon erwähnt, gerade die Drüsen der
sekundären Periode am langsamsten beeinflußt worden.

Ein hämorrhagisches Exanthem an den Unterschenkeln
hatte sich nach 18 Tagen zurückgebildet, ein schweres impetiginöses Syphilid am behaarten Kopf und am Rücken war nach
16 bzw. 21 Tagen geschwunden (Géronne und Huggenberg).

Kopfschmerzen, durch deren Auftreten die Sekundärperiode der Lues besonders charakterisiert ist, schwinden oft
schon nach 24 Stunden (Blumenfeld, Neißer, Halberstädter,
Sieskind). Syphilitische Knochenerkrankungen werden nach
Sieskinds u. a. Erfahrungen ebenfalls prompt beeinflußt.

Am schwersten zu beeinflussen sind scheinbar Analpapeln
(Brändle und Clingestein) und hypertrophische Papeln
(Volk und Lipschütz), sowie stärkere papulöse Exantheme

(Hoffmann), insbesondere die derben Hautpapeln, die nach den Erfahrungen Wechselmanns erst nach zwei bis drei Wochen schwinden.

Während die meisten Autoren, wie man sich aus dem Vorhergehenden überzeugen kann, im allgemeinen gerade bezüglich der Krankheitsprodukte der sekundären Frühlues recht gute Erfolge hinsichtlich des momentanen Heileffektes aufweisen konnten, verschwanden nach den Erfahrungen anderer Kliniker hier die klinischen Erscheinungen dieser Periode nicht so auffallend schnell (Bruhns), zum Teil nur zögernd und ungenügend (Kromayer) und oft nicht schneller als bei Hg-Behandlung (Saalfeld, Ledermann, Buschke, Volk Blaschko und Lipschütz).

Bei der Behandlnng gewisser Fälle aus der frühsekundären Periode wurde meistens (von Truffi, Wechselmann, Neißer, Herxheimer (in 60 %), Chrzelitzer, Kromayer, Halberstädter, Wolters, Volk und Lipschütz, Hoffmann, von mir und anderen) das Phänomen des Jarisch-Herxheimerschen Reaktion beobachtet. Dieses Phänomen ist aus der Quecksilbertherapie bekannt und äußert sich im wesentlichen darin, daß sich oft 24—48 Stunden etwa nach Einleitung einer Quecksilberkur die vorhandenen Exantheme verstärken. Vor der Entdeckung der Spirochaete pallida wurde dieser Umstand häufig zur Diagnose herangezogen, um festzustellen, ob vereinzelt vorhandene, nur eben sichtbare Flecken als Roseola angesprochen werden könnten oder nicht. Ehrlich faßt die Herxheimersche Reaktion bei der 606-Behandlung und ähnliche Erscheinungen als eine ungenügende Wirkung der Injektion auf. Nach seiner Ansicht werden in solchen Fällen die Parasiten nicht sofort abgetötet, sondern nur gereizt und produzieren in diesem Zustande eine erhöhte Menge von Toxinen. Wenn bei Exanthemen die Herxheimersche Reaktion auftritt, so glaubt daher Sieskind darin ein prognostisch ungünstiges Zeichen zu erblicken.

Neben dieser „lokalen" Reaktion unterscheidet übrigens A. Neißer bei der Behandlung mit Arsenobenzol noch eine „allgemeine" die sich in vorübergehender Steigerung des Kopfschmerzes bei Hirnlues und der spinalen Reizerscheinungen bei Tabikern äußern.

Bei der Behandlung der syphilitischen Krankheitsprodukte der primären und der sekundären Periode ist es natürlich von großem Interesse und von Bedeutung für die Beurteilung der Wirkung des Arsenobenzols, das Verhalten der Spirochaeten nach einer derartigen Injektion zu studieren, die ja in vielen dieser Krankheitsformen mehr oder weniger leicht und meist in größererAnzahl nachgewiesen werden können (bei den tertiären und malignen Fällen gelingt dies bekanntlich nicht oder nur äußerst selten).

Durch das Tierexperiment (Hata, Tomasczewski, Uhlenhuth und Verf.) wissen wir, wie bereits oben erwähnt, daß die Spirochaeten aus den Krankheitsprodukten experimenteller Syphilis und der Hühnerspirillose 16—24—36 Stunden nach der Injektion der betreffenden Dosis Arsenobenzol verschwunden sind. Beim Menschen verschwinden sie nach Sieskind, Schreiber, Sellei und Glück meist schon nach einem Tage aus den manifesten Erscheinungen der primären und der sekundären Lues. Sind am zweiten Tage nach der Injection noch Spirochaeten nachweisbar, so erscheinen diese gequollen und in ihrer Beweglichkeit verändert.

Nach den Beobachtungen von Spiethoff verschwinden die Spirochaeten durchschnittlich nach 24—48 Stunden aus dem Reizserum. In 32 genau kontrollierten Fällen sah Scholtz 15 mal bereits nach 24 Stunden die Spirochaeten dauernd schwinden, 12 mal waren sie 2—3 Tage und nur 5 mal länger als 4 Tage nachweisbar. Iversen punktierte in 10 Fällen von primärer, sehr ausgesprochener Lmyphadenitis sowohl vor wie einige Tage nach der Behandlung mit 606 die Drüsen. In allen diesen Fällen konnte er 3—5 Tage nach der Injektion keine Spirochaeten in dem Drüsensafte mehr nachweisen, während sie vorher in großer Anzahl vorhanden waren.

Hoffmann bestätigt zwar, daß in einer Reihe von Fällen Spirochaeten an der Oberfläche von Papeln und Plaques schon nach 24 bis dreimal 24 Stunden nicht mehr nachweisbar waren. Er hat aber auch Fälle gesehen, wo sie noch nach 8 Tagen auf Genital- und Tonsillarpapeln in voller Beweglichkeit aufzufinden waren.

Oppenheim fand in einem Falle in Mund- und Analpapeln, die trotz einer erfolgten Ehrlich-Hata-Injektion wieder entstanden waren, 12 Tage nach dieser Injektion zahlreiche lebende guterhaltene Pallidae. Nach Bruhns waren Spirochaeten manchmal schon nach 2 Tagen nicht mehr nachweisbar, in anderen Fällen aber doch auch später noch vorhanden. Grouven konnte in einer Gesichtspapel noch nach 2 Monaten lebende guterhaltene Spirochaeten nachweisen.

Fürth sah bei einem Patienten mit Scler. orif. urethr. noch 7 Tage nach einer Arsenobenzolinjektion und nach Abheilung des Schankers lebhaft bewegliche Spirochaeten.

Wenn nach 24—48 Stunden die Spirochaeten noch nicht verschwunden sind, so ist dies, nach der Ansicht Ehrlichs, ein Zeichen dafür, daß entweder die Dosis zu klein oder daß die Resorption ungenügend war, oder daß es sich um einen arsenfesten Spirochaetenstamm handelt.

Hecker mißt dem negativen Spirochaetenbefund in luetischen Effloreszenzen einige Tage nach der Injektion von Ehrlich-Hata 606 nur eine geringe Bedeutung bei. Obwohl in einigen von ihm behandelten Fällen die Spirochaeten prompt geschwunden waren, traten doch einige Zeit später an diesen Stellen Rezidive mit zahlreichen Spirochaeten auf.

Herxheimer fand übrigens in zwei Fällen kongenitaler Lues, die
zwei bzw. vier Tage nach einer Arsenobenzolinjektion gestorben waren,
in allen Organen, außer in den Lungen, keinerlei Syphilisspirochaeten.
In den Lungen erschienen die Spirochaeten agglutiniert und höchstgradig
bis zum völligen Zerfall degeneriert. Bei dem sonst fast konstanten Befunde massenhafter Spirochaeten gerade in den inneren Organen bei der
kongenitalen Syphilis ist nach Herxheimer in diesen beiden Fällen
die enorme syphilisspirochaetenvernichtende Wirkung des neuen Mittels
hier besonders einleuchtend.

Gerber konnte in einem Falle von schwerer tertiärer
Lues einen deutlichen abtötenden Einfluß von Arsenobenzol auf die
Mundspirochaeten feststellen. Auf die spirillocide Wirkung dieses
Präparates ist wohl auch der Heilerfolg mit 606 bei Plaut-Vincentscher
Angina zurückzuführen (Rumpel).

c) Sekundäre Spätlues und tertiäres Stadium.

Gerade in diese Periode gehören oft äußerst hartnäckige Krankheitsformen, die durch eine spezifische Quecksilber- oder Jod-
Therapie, selbst durch die stärksten Dosen, nicht oder nur sehr
wenig und langsam beeinflußt werden. Bei den mannigfaltigen, oft
schweren Zerstörungen der tertiären Lues entfaltet das neue
Ehrlichsche Präparat meist am sinnfälligsten seine therapeutische Wirkung. Wechselmann gibt folgenden Bericht von
einer ausgezeichneten Wirkung des Arsenobenzols in einem Falle:

Ein Patient hatte vor sieben Monaten einen Primäraffekt und vier Wochen später einen Ausschlag. Vom 28. November 1909 bis Mitte März 1910 erhielt er 35 Spritzen Hydr. sal.
und Kalomel. Seit drei Monaten hatte er Gelenkschmerzen in
beiden Knien. Am 5. Mai 1910 kam Patient in die Behandlung
von Wechselmann. „Patient war zum Skelett abgemagert,
die Haut von fahler Leichenblässe, das Gesicht einem Totenkopf
ähnlich, mit höchst schmerzlichem Ausdruck." Im Gesicht und
am Körper befanden sich zehnpfennigstückgroße und größere mit
Krusten besetzte, bis ins Unterhautzellgewebe reichende Geschwüre neben Narben. Aus der Nase, in welcher das Septum
perforiert und die linke untere Muschel und das Vomer im Abstoßen
begriffen war, drang aashafter Gestank. Beim Schlucken bestand
große Schmerzhaftigkeit; Patient mußte daher mit Schlundsonde
und Nährklystieren erhalten werden. Der Puls war sehr klein und
von schlechter Spannung und betrug 120 und mehr. Als unter

Jodipininjektionen stetige Verschlimmerung eintrat und das Ende in absehbarer Zeit zu erwarten war, injizierte Wechselmann am 21. Mai 0,4 g Ehrlich-Hata. Es erfolgte keine Temperatursteigerung, die Schmerzen blieben mäßig. Schon nach zwei bis drei Tagen besserte sich das Allgemeinbefinden deutlich, am 26. Mai begann überall die Heilung. Das kranke knöcherne Nasengerüst stieß sich in toto ab, der Fötor schwand. Die Geschwüre waren am 30. Mai in vollster Heilung, bzw. abgeheilt. Am 7. Juni fing Patient an zu schlucken und herumzugehen. Das Körpergewicht stieg von 41,5 kg am 21. Mai auf 49 kg am 22. Juni (nach Breßler).

Über ähnliche eklatante Wirkungen berichtete Michaelis in einem Falle: Bei einem Patienten, der sich 1906 infiziert hatte, waren trotz Quecksilber, Atoxyl und Jodkali 1907 Geschwüre im Gaumen rechts und links der Uvula aufgetreten, außerdem hatte sich eine Sattelnase gebildet. Die Uvula hing nur noch an einem Stiel, „und das Abfallen konnte jeden Tag erfolgen." Nach drei Tagen war die Umgebung der Geschwürränder gerötet und acht Tage nach der Injektion bestanden zu beiden Seiten der Uvula nur noch kleine Restchen der ehemaligen Geschwüre. Kromayer konnte in zwei Fällen von sehr ausgedehnten Ulzerationen am Oberschenkel und subkutanen Gummen mit freiliegenden Knochen eine außerordentlich rasche Resorption des Infiltrates und schnelle Überhäutung der Geschwüre beobachten. „In bisher unbekannter Weise wird die Epithelisierung gefördert." Nach Iversen zeigen vor allem ulzeröse Prozesse, Gummen und gummöse Wunden einen guten Heileffekt. Glück teilte mit, daß eine Injektion von Arsenobenzol in drei Fällen von Kohlkopfgummen geradezu lebensrettend gewirkt habe. Spiethoff berichtet über einen Fall von tertiärer Nasenlues, wo nach einer Injektion von 0,6 Ehrlich-Hata schon 24 Stunden später die eitrige Sekretion eines an einer Muschel lokalisierten zerfallenen Gummas aufhörte. Am zweiten Tage war das Ulcus geschlossen und nur noch ein geringes Infiltrat zurückgeblieben. Ledermann injizierte einem Patienten, der seit 1906 mehrfach antisyphilitisch behandelt worden war und jetzt ein ungewöhnlich großes Ulcus gummosum aufwies, 0,5 des Ehrlichschen Präparates. Der nekrotische Schorf des Geschwürs stieß sich schon am Tage nach der Injektion ab; zwei Tage später begann die Überhäutung, und am

13. Tage war die Hälfte des über handgroßen Geschwürs geschlossen. Der Epithelsaum rückte täglich um ½—1 cm vor.

Herxheimer behandelte 9 Fälle von syphilitischen Späterscheinungen (tuberöse Syphilide und Gummen); eine Periostitis des Schädeldachs schwand nach sechs Tagen (am vierten Tage intensive Schwellung), ein Gummi der linken Tonsille in sechs Tagen nach 0,3, multiple Gummen des harten und weichen Gaumens in zehn Tagen nach 0,45, ein Gummi des linken Hodens, faustgroß, ulzeriert, ging auf 0,5 schon nach 24 Stunden auffällend schnell zurück (Patient war gleichzeitig in beiden Lungen tuberkulös); ein gummös zerfallener harter und weicher Gaumen, der nach sieben Jahren der Quecksilber- und Jodtherapie getrotzt hatte, heilte so schnell, daß nach einer Woche wieder feste Speisen genossen werden konnten, nach drei Wochen nur noch ganz geringe Reste davon vorhanden waren.

Wechselmann konnte die Heilung in einem Falle von Hoden- und Hirnsyphilis nach Injektion von 0,405 Arsenobenzol in ca. 4 Tagen erzielen. Géronne und Huggenberg sahen eine kleinfaustgroße Orchitis gummosa innerhalb von 16 Tagen nach der Injektion bis fast zur Größe des gesunden Hodens sich verkleinern. Nach Isaac heilte ein vier Jahre nach der Infektion aufgetretenes serpigino-ulzeröses Syphilid nebst zerfallenen Gummis am Kehlkopfdeckel und Papeln an der Vulva und am Anus innerhalb 10 Tagen nach der Injektion vollständig ab.

Meirowsky berichtet unter anderem über die prompte Abheilung großer tertiärer Ulcera des harten Gaumens und des Schädeldaches nach Injektion von Arsenobenzol. Wolters bezeichnet den Einfluß des Ehrlichschen Mittels auf Spätformen der Lues als einen meist verblüffenden. „Ulzerierte Gummen heilen in unglaublich kurzer Zeit. Knochenprozesse zeigen nach anfänglicher sehr energischer Reaktion (Schmerzen) eine langsame, aber konstante Heilung.“ Aschaffenburg und Geißler konnten einen glänzenden Erfolg bei Hirnsyphilis feststellen. Nach v. Zeißls Mitteilungen reinigten sich Gummen der Mund-, Zungen- und Rachenschleimhaut, des weichen Gaumens und Perforationsgeschwüre des harten Gaumens, so daß Patienten bald ohne Anstand feste und flüssige Nahrung nehmen konnten. Maligne Syphilis der Haut (ein großgummöses, und ein kleingummöses Syphilid) heilten rasch unter 606, während vorausgegangene Injektionen mit unlöslichen Hg-Injektionen erfolglos geblieben waren. Eine seit Jahren bestehende Periostitis des Radiusendes verkleinerte sich sichtlich in vier Tagen, und die Schmerzen schwanden gänzlich.

Über einen Fall, der deutlich die rapide Wirkung des Arsenobenzols gerade bei Erkrankungen der Rachenorgane zeigt, berichtet Ehrlich selbst: „Bei einem Patienten mit Gumma der Tonsille, das zwei Monate vergeblich behandelt worden war, wurde um 2 Uhr eine Injektion gemacht, fünf Stunden später konstatierte der Arzt, daß der Patient zu seiner größten Freude ein belegtes Butterbrot ohne Schmerzen schlucken konnte.“

Chrzelitzer sah ein Gumma des Kehlkopfes nach vier Tagen verschwinden. Friedländer berichtet über außerordentlich günstige Erfolge dieser Behandlung bei 15 Fällen schwerer Ulzerationen und gummöser Prozesse, welche sich im Munde, in der Nase, dem Kehlkopf und der Trachea abspielten.

Weber hatte einen sehr guten Erfolg bei einem Fall schwerster Hirnlues und Meningitis luetica zu verzeichnen. In wenigen Tagen heilte sie unter Wiederkehr der stark gestörten Pupillenreaktion, Sprache und rechtsseitiger Bewegungsfähigkeit und auch nach Wiederkehr voller geistiger Fähigkeiten. Nach den Erfahrungen Gennerichs stellt überhaupt die Hirnsyphilis eine besonders günstige Domäne der Ehrlich-Hata-Behandlung dar. „Sie ist hier in manchen Fällen lebensrettend, in anderen erhält sie, was noch zu erhalten ist.“ In einem, von mir beobachteten und behandelten, allerdings schon weit vorgeschrittenem Falle von Gehirnlues (Arteriitis obliterans) in der Sekundärperiode mit linksseitiger schlaffer Lähmung und Facialisparese konnte dagegen auch eine Injektion von 0,5 Arsenobenzol die Patientin nicht mehr retten. Miekley hat ebenfalls außerordentlich günstige Erfolge der Behandlung bei tertiärer Lues gesehen. So war ein gut gänseeigroßes Muskelgumma an der Ulnarseite des linken Vorderarms bereits vier bis fünf Tage nach der Injektion bis auf Taubeneigröße abgeschwollen und nach im ganzen noch nicht 14 Tagen geheilt. Ein talergroßes Ulcus war in 14 Tagen bis auf Erbsengröße geheilt. Tertiäre Ulcera der Unterschenkel brauchten nur 1½ Wochen bis zur völligen Heilung. Eine tiefe Thrombophlebitis ulcerosa am Knie war nach 14 Tagen bis auf eine zehnpfennigstückgroße Stelle verkleinert. Miekley faßt nach diesen Erfahrungen sein Urteil über die Wirkung des Arsenobenzols bei tertiärer Lues dahin zusammen: „Je schwerer die Fälle, desto überraschender ist die Wirkung."

Nach den Erfahrungen von Zieler, Bayet u. a. dagegen ist die Überlegenheit des Arsenobenzols bei tertiärer Syphilis gegenüber dem Quecksilber nicht immer nachweisbar. So wurden nach Zieler von 13 derartigen Fällen nur 4 günstig beeinflußt.

d) Maligne Lues bzw. ulzeröse Tertiärformen.

Auch von der malignen bzw., frühulzerösen Syphilis scheint bezüglich der Heilwirkung des Arsenobenzols das zu gelten, was für die tertiären Formen gesagt wurde.

Nach den Erfahrungen von Grouven, Hoffmann, Ledermann, Juliusberg und den meisten andern Autoren wird die maligne Lues ebenfalls sehr günstig beeinflußt. Auch Dörr sah in zwei Fällen von Lues maligna, bei welchen in einem Falle eine letale Prognose gestellt worden war, ausgezeichnete Erfolge in bezug auf die Heilung der Krankheitsprozesse sowohl wie auch auf die bedeutende Besserung des Allgemeinzustandes. Pick beobachtete in zwei Fällen von maligner Lues, bei denen Jod und Quecksilber erfolglos gewesen waren, ein Schwinden der Symptome (Geschwür am Pharynx und ein Gumma. bzw. Papeln an der Tonsille) schon einige Tage nach der Injektion. Grouven und Fränkel konnten den Einfluß der Arsenobenzolbehandlung besonders deutlich bei einem Fall von ausgedehnten Geschwürsbildungen an den Unterschenkeln wahrnehmen, die sich in kürzester Zeit überhäuteten und vernarbten. Brändle und Clingestein hatten recht günstige Erfolge besonders bei der Behandlung maligner Luesfälle erzielt. Sehr gut reagierten, wie Herxheimer hervorhebt, drei Fälle maligner Lues. In einem dieser Fälle heilten große Geschwüre der ganzen Kopfhaut, des harten Gaumens, des Rachens und der Zunge ohne jede lokale Behandlung bei 0,4 in 10 Tagen. Nach dem zusammenfassenden Bericht von Sieskind über 375 mit dem Ehrlich-Hataschen Präparat behandelter Fälle sind gerade die Krankheitserscheinungen der malignen Lues und der Lues praecox, also diejenigen Formen, die gemeinhin als die schwersten der Syphilis bekannt sind, das dankbarste Feld für die Behandlung mit 606. Meirowsky dagegen konnte bei einem Fall von Lues maligna nach intravenöser Injektion von 0,4 Arsenobenzol nicht den geringsten therapeutischen Effekt feststellen. Gennerich beobachtete in drei Fällen von maligner Lues Rezidive. Einen direkt ungünstigen Einfluß der Ehrlich-Hata-Behandlung sah Fischer bei einem derartigen jeder Hg- und Jk-Therapie unzugänglichen Falle.

Auffallend ist übrigens, daß anscheinend die beste und vielleicht auch nachhaltigste Wirkung des Arsenobenzols gerade bei Krankheitsformen der tertiären bzw. malignen Syphilis zu konstatieren ist, obwohl man in diesen Produkten nie oder nur höchst selten vereinzelte Spirochaeten nachweisen kann. Meines Erachtens spielt hier der roborierende, die Gewebe zu neuer Tätigkeit anregende Faktor der Arsenpräparate wohl die Hauptrolle.

e) Behandlung von syphilitischen Augenerkrankungen mit Arsenobenzol.

Die mit „Ehrlich-Hata 606" behandelten syphilistischen Augenerkrankungen möchte ich unter einer besonderen Gruppe zusammenstellen. Fürchtete und fürchtet man doch nach den Erfahrungen mit Atoxyl und anderen Arsenpräparaten gerade hier eine eventuelle ungünstige toxische Wirkung des Arsenobenzols. Sieskind sah vier Fälle von Iritis papulosa prompt zurückgehen. Glück behandelte zwei Fälle von spezifischen Augenerkrankungen (Keratitis parenchymatosa und Iritis) mit recht gutem Erfolg; v. Zeißl sah eine Iritis vier Tage nach der Injektion schwinden, eine Akkommodationsparese wurde günstig beeinflußt. Ich selbst sah eine doppelseitige spezifische Iritis mit hinteren Synechien prompt und schnell schwinden. Fehr und Seeligsohn hatten günstige Erfolge bei Episcleritis und Iritis. Grósz behandelte acht Patienten mit frischen luetischen Augenerkrankungen, darunter ein Ulcus durum conjunctivae, mit Arsenobenzolinjektionen und konnte feststellen, daß dieses Mittel gegen luetische Augenleiden recht wirksam ist.

Auch bei hereditär-luetischen Augenaffektionen sind von Grósz, Treupel u. a. gute Heilerfolge durch „Ehrlich-Hata 606" ohne Schädigung des Sehnerven erzielt worden. Schanz hat fünf Fälle von Keratitis parenchymatosa mit gutem Erfolg behandelt. Wechselmann hat sogar in einigen Fällen mit nicht ganz intakten Sehnerven (frische Neuritis optica) Arsenobenzol mit Erfolg angewandt ohne irgendwelche Störungen von seiten desselben zu erhalten haben. Auch in sechs Fällen beginnender oder fortgeschrittener

Sehnervenatrophie hat er die Injektion vorgenommen, ohne daß
eine Verschlimmerung eingetreten wäre. Anscherlick hat ebenfalls zweimal eine Injektion mit 606 bei Erkrankungen der Augen
ausgeführt, ohne irgendwelche Schädigungen des Sehnerven
wahrzunehmen. Exsudative Prozesse der Aderhaut bzw. der
Netzhaut wurden günstig beeinflußt. Glück konnte in einem
Falle von Sehnervenatrophie kein therapeutisches Resultat erhalten. Ebensowenig konnte Igersheimer in einem Fall von
kongenital-luetischer Hornhauterkrankung nach Injektion von
0,4 Arsenobenzol eine Beeinflussung des Hornhautprozesses
konstatieren, obwohl die Wassermannsche Reaktion negativ
wurde. Wechselmann macht darauf aufmerksam, daß er bei
nunmehr über 1400, mit Arsenobenzol behandelten Fällen niemals eine Amaurose oder irgendwelche sonstigen Schädigungen
des Sehapparates beobachtet habe und daß auch bei der großen
Zahl der jetzt schon gemachten Injektionen — nach seiner
Schätzung 20 000 — nichts Derartiges bekannt ist[1]).

Trotz aller dieser guten Erfolge bei syphilitischen Augenerkrankungen wird man meines Erachtens von der ursprünglich gestellten und auch neuerdings wieder von Wechselmann ausdrücklich verlangten Forderung, sich durch eventuell
von spezialärztlicher Seite vorgenommene genaue ophthalmologische Untersuchung des Auges, insbesondere des
Gesichtsfeldes, von der völligen Gesundheit des Sehnerven vor
jeder Injektion mit Arsenobenzol überzeugen. Fälle mit nicht
ganz intaktem Sehnerven schließe man lieber aus Gründen,
die ich bei der Besprechung der Nebenwirkungen des Atoxyls
erörtern werde, von der Behandlung mit Arsenobenzol aus, besonders wenn es sich um Wiederholungen der Injektion
handelt. Ob diese nicht ebenso wie beim Atoxyl — nur nach
protrahierter Atoxylbehandlung, nicht aber nach nur einmaligen größeren Dosen sind meines Wissen nach Amaurosen
beobachtet worden — Schädigungen des Sehnerven nachsichziehen können, muß abgewartet werden. Syphilitische Augenerkrankungen ohne Mitbeteiligung des Sehnerven kann man
natürlich, wie aus dem Vorhergehenden ersichtlich, unbedenklich
einer Bchandlung mit Arsenobenzol unterziehen.

---

[1]) cf. Nebenwirkungen, S. 77.

f) Lues der inneren Organe.

Auch bei den luetischen Erkrankungen innerer Organe, die in diese Periode fallen, wurden des öfteren recht gute Heileffekte erzielt. So berichtete F. Lesser von einem Patienten mit schwerer Lungensyphilis, der mit dem Ehrlichschen Präparat behandelt und geheilt worden war. Gleichzeitig teilte L. Michaelis mit, daß er bei der chronischen amyloiden wie bei der akuten syphilitischen Form der Nephritis deutliche Besserungen durch Arsenbenzol hatte beobachten können. Scholtz sah bei zwei Luetikern mit Nephritis einmal Heilung und einmal deutliche Besserung.

Nach den Erfahrungen von Alt, Weber u. a. bildet, wie ich schon erwähnt habe, die Gehirnlues ein sehr dankbares und überzeugendes Objekt für die Behandlung mit Arsenobenzol.

Meirowsky berichtet über eine, allerdings nicht dauernde günstige Beeinflussung einer syphilitischen Nephritis. Wie Wolters mitteilte, wurde auch ein Fall von Diabetes insipidus auf luetischer Basis günstig beeinflußt. Nach Duhot werden gummöse innere Erkrankungen mit derselben Geschwindigkeit wie tertiäre Ulcera geheilt. Géronne behandelte eine syphilitische Lebererkrankung mit gutem Erfolg. Gennerich beobachtete, daß eine halbjährige Darmsyphilis einen Tag nach der Ehrlich-Hata-Injektion beschwerdefrei wurde, worauf auch der desolate Zustand sich besserte. Wechselmann berichtet über eine ausgeheilte schwere ulzeröse Mastdarmlues; ein lange bestehender Ikterus schwand in 10 Tagen. In einem Fall von doppelseitiger Labyrinthtaubheit zeigte sich nach Grouven und Fränkel nach einer einmaligen Einspritzung von 0,6 g eine ganz unverkennbare, nach 12 Tagen einsetzende Besserung der Hörfähigkeit.

g) Meta- und parasyphilitische Erkrankungen einschließlich der Tabes und Paralyse.

Die ersten Mitteilungen über die therapeutische Wirksamkeit des neuen Ehrlichschen Präparates 606 bei Nerven- und Geisteskrankheiten auf syphilitischer Basis stammen bekanntlich von Alt. Die mitgeteilten Heilresultate besonders bei Tabes und Paralyse waren damals so überaus gut und waren so überschwenglich dargestellt, daß sie das größte allgemeine Interesse in Anspruch nahmen. Schien es doch, als ob im Arsenophenylglycin und noch mehr im Arsenobenzol ein wirksames Mittel gefunden sei, das „für die Remissionen der Paralytiker die Wege ebnen und eine Prophylaxe dieser unheimlichen Krankheit anstreben könne". So war z. B. ein Amtsrichter, der wegen progressiver Paralyse interniert worden war, nach dem Berichte von Alt in der Berliner Med. Gesellschaft (Sitzung vom 3. März 1910) durch eine einmalige Injektion einer verhältnismäßig geringen Dosis von Arsenobenzol so vollkommen geheilt worden, daß er wieder ausgezeichnet in seinem Richteramte funktionieren konnte. Heute wissen wir leider, daß gerade diese syphilitischen Nachkrankheiten und insbesondere die furchtbarsten Formen derselben, die Tabes und die Paralyse, am wenigsten, ja meist überhaupt nicht durch „Ehrlich-Hata 606" beeinflußt werden. Verhälnismäßig bald mußte schon Alt seine früheren Urteile über die Wirksamkeit des „Ehrlicharsol" dahin einschränken, daß nur ganz im Beginne der Tabes und der Paralyse, gewissermaßen „beim ersten Wetterleuchten" derselben, eine günstige Wirkung von diesem Mittel zu erwarten sei.

Bei der sogenannten Taboparalyse im Frühstadium erschien Alt die Behandlung mit dem neuen Ehrlichpräparat besonders angezeigt und recht wirksam. Bei den Rückenmarksleidenden werden nach den Erfahrungen Alts im Frühstadium durch eine derartige Behandlung oft ihre hauptsächlichsten Beschwerden gehoben, was sich vor allen Dingen in einer andauernden ganz erheblichen Abnahme ihrer vorher unerträglichen Schmerzen bekundet. So sollen insbesondere die lanzinierenden Schmerzen mit einem Schlage aufhören. Auch Wechselmann konnte bei Tabikern eine wesentliche Besserung des Gürtelgefühls, des Kopfschmerzes, der Interkostalneuralgie und der Schwäche der Schluck- und Blasenmuskulatur wahrnehmen.

Selley konnte die Angaben von Alt insofern bestätigen, als er bei einem mit Arsenobenzol behandelten Tabiker, der an Crises gastriques litt, ein zweimonatelanges Sistieren der Anfälle konstatieren konnte. Allerdings traten dann die Anfälle wieder von neuem auf. Bei Paralyse sah er eine Besserung der Dysarthrie.

Torday erwartet nicht viel bei Tabes und Paralyse in fortgeschrittenen Fällen. „Wenn aber manifeste luetische Symptome

bestehen, so kann man natürlich das Arsenobenzol als anti-
luetisches Verfahren anwenden.‟

Einigermaßen günstige Erfolge bei Paralyse sahen noch Dörr,
Treupel, Duhot, Michaelis u. a. Auch Friedländer beobachtete bei den behandelten Nervenkranken auf luetischer Basis
günstigen Einfluß auf die bestehenden Schmerzen.

Glück hatte zweimal bei fortgeschrittener Paralyse keinen
Erfolg, ebensowenig Géronne bei 20 Fällen verschiedener mehr
syphilitischer Nachkrankheiten. Behring sah keine Wirkung
in 6 Fällen und Meyer nicht in 16 Fällen. Auch von Zeißl
konnte keine besonders günstigen Erfolge bei derartigen Erkrankungen feststellen. Ledermann hatte keinen Erfolg zu verzeichnen in einem Falle von Facialislähmung auf syphilitischer
Basis und bei einem Patienten mit Paraplegie beider Beine.
Salmon hinwiederum konnte in zwei Fällen von Hemiplegie ohne
Kontraktur in dem einen Falle Heilung, in dem anderen wenigstens
eine wesentliche Besserung konstatieren. Bei der progressiven
Paralyse ist seiner Meinung nach das Mittel kontraindiziert.
Schreiber sah bei einer ganzen Anzahl von Epilepsiefällen,
die auf Syphilis zurückzuführen waren, erhebliche Besserung.

Ohne in diesem Kapitel weiter auf die übrigen bisher meist
nur kasuistisch erfolgten einschlägigen Mitteilungen einzugehen
— hier müssen erst noch die Berichte über ausgedehnte Anwendung in großen psychiatrischen Anstalten und längere Be-
obachtungszeiten abgewartet werden — möchte ich mich der
Meinung von Grouven anschließen, daß vorläufig das erste „Wetter-
leuchten‟ parasyphilitischer Erkrankungen hier nicht die absolute
Grenze unseres therapeutischen Handelns mit Arsenobenzol bilden
darf, und daß in allen Fällen von Tabes und Paralyse, wo noch
frische Symptome vorliegen, zur Behandlung mit Arsenobenzol
geschritten werden muß (A. Neißer). Allerdings ist größte
Vorsicht bei allen Erkrankungen des Zentralnervensystems geboten, und sind nach v. Zeißl solche Fälle auszuschließen, wo
schon auf Zerstörung desselben geschlossen werden kann. Da bei
vielen derartigen Patienten aber Störungen des Blutdruckes und
des Zirkulationsapparates auftreten können (Alt, Schlesinger
u. a.), so wäre vielleicht nach einem Vorschlage von Schlesinger
die Darreichung von Kardiaken einige Tage nach oder schon
vor der Injektion zu empfehlen. „Wichtig ist strenge Antiseptik,

fünf Tage unbedingte Bettruhe, entsprechende Diät und Regelung des Stuhlgangs. Zweckmäßig innerliche Verabreichung von Magnesia usta (v. Zeißl)."

h) Hereditäre Lues.

Den ersten Fall einer kongenitalen Lues behandelte mit Arsenobenzol meines Wissens Wechselmann, der bei einem Säugling mit einem schweren, zum Teil pemphigoiden Syphilid in kurzer Zeit Heilung erzielte; auch zwei Säuglinge mit Pemphigus neonatorum wurden geheilt. Michaelis stellte in der Berliner Med. Gesellschaft ein Kind vor, bei dem nach Injektion von 0,06 des neuen Ehrlichen Präparates innerhalb von acht Tagen die Symptome der hereditären Lues, ein makulo-papulöses Exanthem mit Infiltrationen an Hand- und Fußsohlen, geschwunden waren. Nur die Choryza war noch geblieben. Die Heilung hatte schon am zweiten Tage begonnen. Pick hatte in einem Fall hereditärer Säuglingslues — Lues cutanea maculosa, papulae frontis, palmae et plantae — einen rapiden Heilerfolg zu verzeichnen. In der Lesserschen Klinik wurden fünf hereditär-luetische Säuglinge mit den verschiedensten Symptomen (Pemphigus neonatorum, Parrotsche Pseudoparalyse am Arm, großpapulöse Syphilide, Rhagaden um den Mund, Choryza usw.) nach intraglutäaler Injektion von 0,03—0,05 des Präparates sehr schnell völlig geheilt. Nach Spiethoff, Fränkel und Grouven, Pick, Junkermann, Kalb zeigt die Arsenobenzolbehandlung hier oft überraschende Erfolge. Hoffmann behandelte mit 0,3 Arsenobenzol einen 15 jährigen kongenital-luetischen Knaben mit Ocaena syphilitica, hochgradiger Karies, starkem Kopfschmerz, Lähmung des linken Abducens und Vortreibung des Bulbus. Die Krankheitssymptome wurden auffallend gebessert, die Auftreibung des Bulbus und die Abducensparese verschwanden völlig.

Die „Medizinische Klinik" hingegen teilte mit, daß nach privaten Äußerungen verschiedener Kliniker das Ehrlich-Hatasche Mittel in einer verhältnismäßig kleinen Zahl namentlich hereditärer Lues zu versagen scheine.

Wechselmann empfiehlt übrigens, nur Kinder mit gutem Ernährungszustand der neuen Behandlung mit Arsenobenzol zu unterziehen, da „durch die rapide Auflösung der kolossalen

Spirochaetenmengen bei Anwendung von 606 eine solche Menge von Endotoxinen frei wird, daß dadurch eine vorübergehende Schädigung eintritt, welcher der kindliche Organismus nicht standhält".

Besonderes Interesse erweckte eine Mitteilung von Taege über einen guten therapeutischen Erfolg bei einem syphilitischen Säuglings durch Behandlung seiner stillenden Mutter mit Arsenobenzol. Eine junge Frau mit manifesten syphilitischen Symptomen hatte am 4. Juli 1910 ein farbloses, welkes, greisenhaftes und apathisches 2400 g schweres Kind geboren. Am 13. Juli traten bei demselben Pemphigusblasen an den Fußsohlen und Paronychie an den Händen auf. Am 14. Juli erhielt die Mutter 0,3 g Arsenobenzol; vom dritten Tage an war ein auffälliger Rückgang der Kondylome und Verschwinden der Spirochaeten wahrnehmbar. Am selben Tage kamen gleichzeitig bei dem Kinde die luetischen Erscheinungen, die bis zu diesem Tage an Intensität zugenommen hatten, zum Stillstand, dann folgte plötzlich eine Rückbildung sämtlicher Symptome. Am fünften Tage sah die Haut rosa aus, die Paronychie war geschwunden, desgleichen der Pemphigus bis auf eine kleine Stelle. Am 29. Juli betrug des Gewicht 3900 g; das Kind wies keinerlei luetische Symptome mehr auf. Taege nimmt an, daß durch die Milch in den kindlichen Organismus Antitoxine übergegangen wären, die sich durch die aus den zerfallenen Spirochaeten freiwerdenden Endotoxine im mütterlichen Organismus gebildet hätten. Taege fordert daher, daß für syphilitische Kinder die syphilitische Mutter mit 606 behandelt werden soll. Kann diese nicht selbst stillen, so soll eine syphilitische Amme eingestellt werden und vor ihrem Dienstantritt mit Arsenobenzol behandelt werden, eine Forderung, die zurzeit doch noch etwas gewagt erscheint.

Einen diesem analogen Fall beschreibt Duhot. Duhot ist aber der Ansicht, daß durch die Aufnahme der antiinfektiösen Substanz aus der Milch der Mutter nicht genug Spirochaeten im kindlichen Organismus abgetötet werden könnten. Er empfiehlt daher, auch das Kind selbst noch mit 606 zu behandeln. Auch Raubitschek, Dobrowicz u. a. haben, wie Ehrlich erwähnt, ähnliche Fälle beobachtet. Ehrlich schließt sich übrigens den Schlußfolgerungen von Taege an; doch rät er ebenfalls solchen Kindern noch außerdem eine geringe Dosis Arsenobenzol zu injizieren, um die vielleicht noch übrig bleibenden Spirochaeten zu töten.

Meirowsky vermochte Pemphigusblasen bei einem hereditär-luetischen Kinde durch Seruminjektion von Syphilitikern, die mit Ehrlich - Hata behandelt worden waren, zu heilen.

In ähnlicher Weise konnten Marinesco, Plaut und Scholz durch Injektionen von Serum von Patienten, die mit 606 behandelt worden waren, einen günstigen Einfluß auf syphilitische Produkte, besonders auf solche der hereditären Lues, beobachten. Ob nicht eine derartige Wirkung von Muttermilch und Serum mit Arsenobenzol behandelter Patienten, auf Spuren von Arsen, die sich in der Milch oder im Blute befinden können, zurückzuführen ist, ist meines Wissens nach noch nicht völlig entschieden.

Diesen erwähnten Fällen kann folgender von Kalb beschriebener Fall in gewisse Gegenüberstellung gebracht worden: Eine schwangere, an frischer Lues leidende Frau war während der Gravidität mit Schmierkuren und während der Stillperiode mit Kalomel behandelt worden. Trotzdem traten bei dem ohne luetische Erscheinungen geborenem Kinde nach kurzer Zeit derbe Papeln im Gesicht und am Stamm auf. Schließlich entwickelte sich eine schwere viszerale Lues, und das Kind starb.

Grouven konnte ührigens durch das Serum mit 606 behandelten Patienten auch Produkte experimenteller Kaninchensyphilis heilen.

v. Zeißl erwähnt daß manche Ärzte Ziegen oder Eselinnen mit Quecksilber einreiben ließen und mit der Milch dieser merkurialisierten Tiere hereditär-syphilitische Kinder nährten und heilten.

7. Dosierung.

In begreiflicher Vorsicht wurden anfänglich nur kleine Dosen des Präparates „Ehrlich-Hata 606“ zur Behandlung der menschlichen Syphilis verwandt. Truffi arbeitete, wie Ehrlich mitteilte, bei seinen ersten Versuchen sogar nur mit 0,025—0,05. Allmählich ist man aber von den ursprünglich fast allgemein verwendeten 0,3—0,4 zu höheren Dosen übergegangen. Nach den klinischen Erfahrungen der meisten Autoren kann man, besonders bei dem noch weniger giftigen neuesten Präparat Ehrlichs, dem „Hyperideal 606“, bei Erwachsenen auf 0,6—0,8, ja bis auf 1,0—1,2 gehen, ohne besondere giftige Nebenwirkungen zu erhalten. Nur bei Nervenkrankheiten fordern Alt und Torday, denen sich Ehrlich anschließt (nicht über 0,4 hinausgehen!), die Beibehaltung kleinerer Dosen, da man bei diesen wegen der Schwäche des Gesamtorganismus dem neuen Arsenpräparat gegenüber besonders vorsichtig sein müsse.

Salmon glaubt, daß eine kleinere Dosis von 0,3, 0,4 oder 0,5 die Syphilide ebenso schnell zumSchwinden bringe wie eine größere, etwa 1,0.

Auch bei intravenöser Injektion soll man nach Schreiber nicht über 0,4—0,5 hinausgehen. Weintraud und andere injizieren größere Dosen bis 0,7—0,8. Iversen verabfolgt 2—3 Tage nach der intravenösen Injektion (durchschnittliche Dosis 0,5) noch intramuskulär 0,3—0,5, bis zu einer Gesamtmenge von 0,8—1,0.

Nach Ehrlich kann man zurzeit noch keine allgemeine Zahl bezüglich der Höhe der zu verwendenden Dosierung angeben; sie hängt nach seiner Ansicht von der Qualität der Krankheit ab.

8. Beeinflussung des Ausfalls der Wassermannschen Reaktion durch Arsenobenzolbehandlung.

Nach den ersten Mitteilungen von Wechselmann und Lange wurden bei genügend langer Beobachtung in 100 % der mit einer Einspritzung des Ehrlich-Hataschen Präparates behandelten Syphilitiker die vor der Injektion positive Wassermannsche Reaktion negativ. Der Zeitpunkt des Eintretens der negativen Resultate erschien abhängig von der anfänglichen Reaktionsstärke vor der Behandlung. Die Reaktionsstärke selbst sollte in einer gleichmäßigen Kurve ohne größere unregelmäßige Schwankungen abfallen. Auch Weber, Gennerich, v. Zeißl, Pick, Mc. Donagh stellten in 100 % der Fälle einen Umschlag der vorher positiven Reaktion in die negative fest. Nach Gennrich wird der Eintritt der negativen Reaktion durch eine nachfolgende zweite E.-H.-Einspritzung beschleunigt. Ähnliche Resultate erzielten Hoppe und Schreiber; sie erhielten in 84,6 % aller ihrer Fälle eine negative Reaktion, einer späteren Mitteilung von Schreiber nach jedoch nur in 50%. Nach Iversen schwindet die positive Wassermannsche Reaktion 20—40 Tage nach der Einspritzung, in einigen Fällen schon am 8.—10. Tag. In keinem der von Iversen behandelten Fälle mit negativ gewordener Reaktion war der Ausfall wieder positiv geworden. In einigen Fällen kam es vor, daß bald nach der Einspritzung des Arsenobenzols die Intensität der Wassermannschen Reaktion zunahm, um später wieder langsam abzuklingen. Dasselbe Phänomen beobachteten übrigens auch Grouven und Michaelis. Nach Spiethoff wird bei dieser Behandlung die Wassermannsche Reaktion negativ nach 4—6—8 Wochen. „In manchen Fällen klang die Reaktion allmählich ab, und in anderen Fällen trat vor der dauernd negativen Phase ein Schwanken ein." Fränkel und Grouven konnten bei einer ganzen Anzahl von Tabikern und Paralytikern 3 Wochen nach der Injektion einen negativen Ausfall der Wassermannschen Reaktion feststellen. Bei den anderen Fällen trat ein sehr erheblicher Umschwung der Verhältnisse in Gestalt einer starken Abschwächung der Reaktion zutage. Bei Luetikern hingegen sahen diese Autoren zwar auch eine deutliche Beeinflussung der Reaktion, „oft aber blieb jedoch trotz bemerkenswerter klinischer Besserung der serodiagnostische Befund unverändert stark positiv".

Auch Alt hatte bei Paralytikern einen wesentlich höheren Prozentsatz einer negativen Reaktion nach Behandlung mit Arsenobenzol erhalten als bei Syphilitikern. Nach den Erfahrungen von Herxheimer bleibt die Reaktion in vielen Fällen noch positiv; doch wurden $\frac{3}{4}$ der Fälle, die dauernd beobachtet werden konnten, nach 50 Tagen negativ. Linser konnte in etwa 60—70 % der Fälle eine negative Reaktion erzielen, Kromayer und Stern erhielten nur in 50 % der Fälle eine negative Reaktion.

Nach Bering tritt ein event. Umschlag der Reaktion nach 4—5 Wochen ein; in 40 Fällen änderte sich die Wassermannsche Reaktion nicht, während sie in 26 Fällen von der positiven zum negativen Resultat umschlug. Géronne vermochte ebenfalls nur bei 37 von 77 Patienten eine negative Reaktion erzielen. Durch eine zweite Injektion wurden dann noch neun Fälle negativ. A. Neißer konnte anfänglich nur in etwa 10 %, später in 44 % der Fälle eine negative Reaktion nach der Behandlung mit Arsenobenzol feststellen, und zwar nur bei denjenigen Patienten, die sehr zeitig nach der Infektion und nach dem Auftreten des Primäraffektes in Behandlung kamen. Glück sah nur bei 5 von 20 behandelten Fällen eine nachherige negative Reaktion. Schlesinger fand die Wassermannsche Reaktion nach 2—10 Wochen, Miekley nach mehr als 2 Monaten meist noch positiv; auch nach Scholtz war die Reaktion 5—6 Wochen nach der Injektion noch stark positiv. Zu ähnlichen Resultaten kamen Loeb, Isaac, Hermann, Brändle und Clingestein, Anscherlik, Pick, Halberstädter, Bruhns und Torday u. a.

Auch in meinen Fällen wurde die Wassermannsche Reaktion nur einmal negativ.

Bezüglich des Ausfalles der Wassermannschen Reaktion bei hereditär-luetischen Säuglingen und Kindern scheinen dieselben Verhältnisse wie bei den mit Quecksilber behandelten Kindern, nämlich eine sehr seltene negative Reaktion, zu bestehen. Bekanntlich haben verschiedene Autoren, darunter Michaelis und ich, festgestellt, daß bei hereditär syphilitischen Kindern die positive Reaktion nur sehr schwer durch Quecksilber in eine negative umgewandelt werden kann.

Wie man aus vorhergehender Zusammenstellung der diesbezüglichen Resultate der Autoren ersehen kann, bleibt anscheinend doch in einem ziemlich großen Prozentsatz der Fälle die Wassermannsche Reaktion nach der Behandlung mit Arsenobenzol positiv. Allerdings beziehen sich die meisten dieser Resultate auf eine einmalige Behandlung, oft nur mit kleineren Dosen. Ob durch größere Dosen, durch eventuell öfter wiederholte Arsenobenzolinjektionen oder durch intravenöse Applikation diese Reaktion in allen Fällen negativ wird und auch dauernd negativ bleibt (Gennerich), das läßt sich heute noch nicht entscheiden. Nach Ehrlich ist das Verhalten der Wassermannschen Reaktion für die Beurteilung der 606-Behandlung von größter Bedeutung. Er nimmt an, daß jeder Fall, der die Reaktion nach der Behandlung behält, als ungeheilt anzusehen ist. Eine negative Reaktion kann, wenn sie dauernd negativ bleibt, als Heilung angesehen werden. Es kann sich aber auch hierbei nur um eine negative Phase handeln, wenn nämlich die Reaktion später wieder positiv wird. Dann wurde nach Ehrlich durch die betreffende Injektion eben nur die Zahl der Spirochaeten im Organismus verringert. Der Rest derselben wäre dann nicht mehr imstande, eine positive Reaktion auszulösen. Wenn diese sich wieder vermehrt hätten, träte wieder ein positiver Ausfall ein. Ein erneutes Positivwerden der Wassermannschen Reaktion stellt daher Ehrlich einem Rezidiv ohne äußere Erscheinungen gleich und erblickt in ihm die Indikation für eine neue Injektion. Ehrlich fordert aus diesen Erwägungen heraus eine ständige, in gewissen Zeiträumen vorzunehmende Kontrolle der Behandlung durch Blutuntersuchungen nach Wassermann. Nun kann aber auch bei der Ehrlich-Hata-Behandlung nach den Beobachtungen verschiedener Kliniker, trotz bestehender florider luetischer Erscheinungen ein negativer Ausfall der Reaktion vorkommen. Nach Volk und Lipschütz wies einer ihrer Rezidivfälle dauernd eine negative Reaktion auf. Man wird daher auf einen negativen Befund der Wassermannschen Reaktion doch nicht allzuviel Gewicht legen dürfen. Bei der Quecksilberbehandlung habe ich die Möglichkeit eines wiederholten Hin- und Herschwankens der Reaktion vom positiven zum negativen Ausfall und umgekehrt während einer Kur nachgewiesen. Um ein einigermaßen sicheres und konstantes Resultat zu erhalten, darf man daher die Blutuntersuchung nicht während oder unmittelbar nach der Beendigung einer Hg-Kur vornehmen, sondern muß noch einige Zeit nach der Behandlung abwarten. Auch hier soll man daher eine Blutuntersuchung nicht unmittelbar nach der Injektion vornehmen, man könnte sonst ebenfalls durch das Auftreten sogenannter „negativer Phasen" in der Beurteilung des Einflusses der Behandlung auf den Ausfall der Reaktion getäuscht werden.

Das von verschiedenen Seiten (Wechselmann, Neißer, Iversen u. a.) beobachtete Phänomen, daß in manchen Fällen eine ursprünglich negative Reaktion nach der Injektion positiv wurde, erklärt Ehrlich dadurch, daß die vor der Behandlung vorhandenen Spirochaeten nicht hinreichten, eine positive Reaktion auszulösen. Durch die Injektion von Arsenobenzol aber würden diese Spirochaeten aufgelöst und ihre Endotoxine frei. Diese gelangten dann zur Resorption und riefen dadurch einen positiven Ausfall der Reaktion hervor. Nach Citron beruht dieses Phänomen einfach darauf, daß die Untersuchung bzw. die Einspritzung kurz vor dem Positivwerden der Reaktion vorgenommen wurde. Hätte man damit noch einige Zeit gewartet, so wäre die Reaktion auch ohne Einspritzung positiv geworden.

9. Rezidive.

Wechselmann, der nach seinen Angaben im März 1910 von Geheimrat Ehrlich das neue Präparat 606 erhalten hatte, konnte innerhalb dreier Monate an seinen bis dahin bereits einige Hunderte umfassenden Fällen kein Rezidiv wahrnehmen. Von der ursprünglichen Dosis von 0,3 war er inzwischen auf 0,45 bei Frauen und 0,5 bei Männern übergegangen. Nach einer späteren, unterm 11. August 1910 erfolgten Mitteilung über seine an 503 mit Dioxydiamidoarsenobenzol behandelten Krankheitsfälle hatte Wechselmann drei Rezidive beobachten können; allerdings hat er nur einen kleinen Teil der behandelten Fälle wieder zu Gesicht bekommen. In der Zwischenzeit waren aber auch von anderer Seiten schon verschiedentlich Rezidive nach einer vorausgegangenen Arsenobenzolinjektion gemeldet worden. So hatten schon am 2. Juni nach einem in der Göttinger Medizinischen Gesellschaft gehaltenen Vortrag Schreiber und Hoppe noch vor Ablauf von 4 Wochen in 10 Fällen frischer Lues nach 0,3—0,4 g Arsenobenzol Rezidive, bzw. neue luetische Effloreszenzen auftreten sehen. Auch A. Neißer hatte bereits am 30. Juni 1910 über verschiedene Rezidive berichtet. Neißer führt dies darauf zurück, daß noch zu kleine Dosen, 0,4 g, verwendet wurden. Géronne und Huggenberg teilten mit, daß sie nach einer Beobachtung von 13 Wochen bisher fünf Rezidive feststellen konnten, unter anderem „drei Männer, die wir mit einem primären Ulcus intramuskulär bzw. intravenös behandelt hatten, wo die klinischen Erscheinungen zunächst frappant schwanden, wo der Wassermann bald nach der Injektion negativ wurde, mehrere Wochen negativ blieb, und wo sich dann — nach sieben bis acht Wochen — an der Stelle des primären Ulcus eine neue Erosion bildete, in der wieder Spirochaeten nachzuweisen waren. Der Wassermann war in diesen Fällen auch wieder positiv geworden.“

Hoffmann hat über Rezidive nach einer Injektion des Ehrlichschen Mittels berichtet und betont, daß nicht selten der Spirochaetennachweis in diesen Rezidiven zu Zeiten schon gelingt, wo die Wassermannsche Reaktion noch vollkommen negativ ist.

Bohač und Sobotka teilten unterm 4. August 1910 vier

Rezidive mit, die sie innerhalb weniger Wochen beobachtet hatten; es waren 0,3 g injiziert worden. Neißer und Kusnitzki sahen im ganzen fünf Rezidive, die sie auf die Verabreichung zu kleiner Dosen zurückführen. Loeb beobachtete ein Rezidiv nach der allerdings recht kleinen intravenös applizierten Dosis von 0,14 g.

Nach einer am 12. August 1910 erfolgten Mitteilung des Geh.-Rat Ehrlich lagen bis zu diesem Tage etwa 4000 genaue Beobachtungsfälle vor. Ehrlich erklärte, daß beim Menschen eine vollständige Heilung durch das neue Mittel in 90 % möglich sei. Diese Berechnung geschah wahrscheinlich unter Berücksichtigung der bis dahin noch in geringer Anzahl aufgetretenen Rezidive klinischer Erscheinungen der Lues.

Auch nach einer weiteren Mitteilung von Wechselmann war die Zahl der Rezidive, bzw. der partiellen Versager unter den 900 bis zur Zeit seiner damaligen Veröffentlichung von ihm behandelten Fällen verschwindend klein; jedenfalls „bleibt die Zahl der frühen Rezidive hinter der bei Quecksilberbehandlung wesentlich zurück“. Wechselmann betont vor allem die Geringfügigkeit der Rezidive. Kromayer, Brändle und Clingestein sahen unter 27 Fällen 5 Rezidive, letztere nach 2½—3 Wochen. Glück und Wolff beobachteten 4 Rückfälle. Fischer berichtet über zwei schwere Rezidive bei von anderer Seite mit Ehrlich-Hata behandelten Patienten und bei einem ausgedehntem spirochaetenhaltigen Primäraffekt, der etwa acht Wochen vorher gespritzt worden war. Duhot sah ein Rezidiv bei einem Kranken, der durch einen anderen Arzt mit 0,3 behandelt worden war. Géronne hat bei ca. 80 Patienten mit Syphilis, die seit mindestens 10—12 Wochen in genauer Beobachtung waren — die zahlreichen kürzer beobachteten Kranken berücksichtigt Géronne bei dieser Zusammenstellung nicht —, 14 Rezidive gesehen. Elfmal handelte es sich hierbei um Reindurationen von Primäraffekten, erneutes Auftreten einer spezifischen Angina oder eines Exanthems; drei Patienten haben anders geartete luetische Erscheinungen bekommen. Denecke stellte ein sicheres Rezidiv bei frühtertiären ulzerösen Prozessen fest. Ledermann hatte bisher ein Wiederauftreten von periostitischen Schwellungen am Schädel nach vollkommenem

Schwinden derselben und ihrer Symptome durch eine Injektion von 0,45, ein Auftreten der Roseola 14 Tage nach Involution des Primäraffektes (bei 0,3) und außerdem noch zwei Rezidive zu verzeichnen. Rille sah ein Rezidiv bei einem Primäraffekt ca. 4 Wochen nach der Heilung. Weber beobachtete zwei leichte Rezidive, Gennerich deren vier bei maligner Lues nach nahezu 4 Wochen. Nach einer neuerlichen Mitteilung von Schreiber betrug die Gesamtzahl seiner Rezidive 16 nach 0,3 bzw. 0,4, ein Rezidiv nach 0,7; nach der intravenösen Injektion sah Schreiber noch kein Rezidiv. Auch Herxheimer hat nach seiner letzten Mitteilung unter 230 Fällen innerhalb von 4½ Monaten zwei lokale sehr geringe Rezidive bei Spätlues.

Linser dagegen beobachtete mehrfach Rezidive in allen Stadien, zum Teil schon 4—6 Wochen nach der Injektion. Nach Berings Beobachtungen traten unter seinen Fällen 3 Rezidive bei sekundärer Lues trotz injizierter Normaldosis schon nach 3—4 Wochen auf. Bei Lues III konnte er ein Rezidiv nach 4 Wochen verzeichnen. Nach den Mitteilungen von Stern traten in einem Falle von Primäraffekt mit ausgebreitetem Exanthem, bei dem 18 Tage nach Anwendung von 606 der Primäraffekt abgeheilt und das Exanthem zeitweilig zurückgegangen war, Papeln am Oberschenkel und Schleimhautpapeln an Zunge und Lippe neu auf. Miekley konnte 2 Rezidive beobachten. In drei Fällen von Primäraffekt konnten nach Grouven Injektionen von 0,3, 0,4 und 0,5 das Auftreten von Sekundärerscheinungen nicht verhindern. Direkte Rezidive sah Grouven in einem Falle von kongenitaler Lues (0,05) und in einem Falle von akquirierter Lues (nach 0,3 und 0,6). Bei drei Primäraffekten wurden nach Friedländer durch eine E.-H.-Injektion spätere Sekundärerscheinungen nicht verhütet. Joseph berichtet über ein Rezidiv nach 0,3, Eitner über deren zwei. Auch ich selbst habe bei einer verhältnismäßig kleinen Anzahl mit Arsenobenzol (durchschnittlich 0,6 g teils in alkalischer Lösung, teils in neutraler Calciumkarbonat-Emulsion) behandelter Fälle (12) vier sichere schwere Rezidive und zwei teilweisen Versager zu verzeichnen. In dem einen der Rezidivfälle waren nach 0,45 g Arsenbenzol nach prompter und schneller Abheilung von derben Papeln in beiden Nasolabialfalten und in beiden Mundwinkeln ca. 14 Tage später eine neue Papel am linken

Mundwinkel, kleine Plaques der Wangenschleimhaut und ein leicht induriertes schmierig belegtes Geschwür im Sulcus coronarius aufgetreten. Im zweiten Falle war ein makulopustulöses Exanthem innerhalb von acht Tagen vollkommen abgeheilt, 14 Tage später trat dieses Exanthem in verstärktem Maße auf, außerdem fand sich noch ein ausgebreitetes impetiginöses Syphilid des Hinterhauptes vor. Die Erscheinungen schwanden dann vollkommen nach 2—3 Thymolazetinjektionen. Bei einem Patienten mit einem an einer Urinfistel lokalisierten, derb infiltrierten Primäraffekt und starker beiderseitiger typischer Lymphdrüsenschwellung mit massenhaft Spirochaeten und vereinzelten Roseolen trat zunächst am Tage nach der Injektion eine deutliche Herxheimersche Reaktion auf, die nach 48 Stunden verschwunden war. Das Infiltrat des Primäraffektes war teilweise geschwunden, ebenso die Hälfte der linken Leistendrüse. 10 Tage nach der Injektion erfolgte ein plötzlicher Ausbruch von zahlreichen leicht infiltrierten Roseolen am Oberkörper und im Gesicht. Im vierten Fall endlich, einer Lues latens mit positiver Wassermannscher Reaktion, entstanden 4 Wochen nach der Arsenobenzolinjektion Papeln am Handballen und auf den Armen. Eine urtikarielle Roseola mit positiven Spirochaetenbefund in einzelnen Roseolen heilte nur teilweise ab; leicht infiltierte und pigmentierte Stellen blieben zurück. In einem Falle heilte ein Primäraffekt nur unvollkommen ab, bald trat eine starke Roseola auf.

Neben diesen sicheren Rezidiven findet sich aber auch noch eine ganze Anzahl von Beobachtungen, in denen nur eine mangelhafte Einwirkung des Arsenobenzols auf den syphilitischen Prozeß konstatiert werden konnte.

Über solche „Versager" ist in der vorliegenden Literatur meist getrennt von den Rezidiven berichtet worden, obwohl letztere nach der Ansicht von Stern, der ich mich völlig anschließen kann, doch auch zu den „Versagern" gerechnet werden müßten.

Insbesondere Wechselmann berichtete in seiner letzten Publikation „Reinjektion von Dioxydiamidoarsenobenzol" über eine ganze Reihe von Fällen, in denen eine einmalige Ehrlich-Hata-Injektion doch nicht so prompt und so vollkommen gewirkt habe, wie das Wechselmann früher regelmäßig beobachten konnte. So mußten u. a. fünf mit Pemphigus behaftete Neugeborene, Fälle schwerer maligner Syphilis, die zwar in glänzender Weise beeinflußt worden waren, aber doch noch ganz geringe Ulzerationen zeigten, ferner ein ausgedehntes papulöses Syphilid und eine großfleckige urtikarielle Roseola reinjiziert werden. Nach Wechselmanns Erfahrungen ist jedoch die Zahl der partiellen Versager gegenüber der Zahl prompter Wirkungen noch immer verschwindend klein. Grouven und Fränkel konnten die Beobachtung machen, daß einige Male der Erfolg der Behandlung viel weniger schnell eintrat. „In einer Gesichtspapel wurden 2 Monate nach der ersten Einspritzung massenhaft bewegliche Spirochaeten gefunden. Ein anderer Kranker brauchte bei drei Einspritzungen über 2 Monate zum Verschwinden seiner tuberoserpiginösen Erscheinungen." Treupel beobachtete einen derartigen Versager bei einer Papel der Unterlippe, die zwar mit Rötung und Nässe reagierte, aber nicht kleiner wurde. Glück sah breite Papeln und einen Primäraffekt noch nach 3 Wochen unbeeinflußt. Auch Hartung hatte teilweis nicht zufriedenstellende Resultate bei Anal- und Genitalpapeln. Iversen konnte in zwei Fällen breite Papeln in 3 Wochen noch nicht zur Heilung bringen. Hoffmann konstatierte eine nicht ausreichende Wirkung auf ein hochgradiges papulöses Syphilid, so daß er eine Schmierkur anschließen mußte.

Nach Pinkus war in zwei Fällen das sekundär-syphilitisch-papulöse Exanthem (bei 0,4 und 0,45 g) nach 4 Wochen noch nicht verschwunden; bei diesen Dosen hatte übrigens auch Spiethoff Versager zu verzeichnen. Bering sah unter 64 Fällen sekundärer Lues fünfmal keinerlei Beeinflussung des Krankheitsbildes, obwohl teilsweise recht hohe Dosen (0,08 g pro Körperkilogramm) verabfolgt worden waren. Scholtz stellte drei Versager bei kleineren Dosen von 0,3—0,4 g fest, Géronne konnte in zwei Fällen maligner Lues nach 0,3 und 0,6 nicht nur keine Heilung, sondern sogar eine Woche später deutliche Verschlechterung wahrnehmen. Hierher gehört auch erwähnter Fall von W. Fischer von beträchtlicher Verschlimmerung einer tertiär-ulzerösen Lues nach der Arsenobenzolinjektion. Stern konnte bei 8 Fällen unter 80 bis 15. September 1910 mit Ehrlich 606 behandelten Fällen von einem bemerkenswert raschen Erfolg nicht sprechen, ebensowenig Taege bei einem Manne mit Papeln im Schnurrbart und bei einer Frau mit Lebertumor. Auch Volk und Lipschütz sahen zwei Fälle von atonischen Geschwüren absolut unbeeinflußt. Auch Eitner verzeichnet vier Versager.

Die „Medizinische Klinik" veranstaltete in jüngster Zeit eine neue Umfrage, in der sie die Teilnehmer an ihrer früheren Umfrage aufforderte, ihre Beiträge hinsichtlich der Zahl der behandelten Fälle zu ergänzen. Ich will hier kurz den Inhalt dieser Umfrage rekapitulieren, um die Berichte über die bis jetzt vorliegenden Rezidive und Versager möglichst zu ergänzen und zu erweitern.

Jadassohn hat bis 24. Oktober 80 Fälle behandelt. Von einem Patienten mit Plaques muqueuses wurde nach Injektion von 0,5 6 Wochen später ein Rezidiv gemeldet. Ein zweiter Patient hatte 0,6 Arsenobenzol erhalten und wies 5 Wochen später wieder Plaques auf. Bei einem dritten Fall traten schon, 12 Tage nach der Einspritzung von 0,6 neue papulöse Herde auf. Herxheimer sah unter 789 Fällen 33 Rezidive, Linser unter 80 deren 4. Nach Spiethoff beträgt die Zahl der von ihm behandelten Fälle 175; an Rezidiven beobachtete er 5 Fälle, darunter zweimal Rezidive auch nach der zweiten Injektion Bering konnte 211 Fälle nachuntersuchen; unter diesen beobachtete er 25 Versager = 11,8 %. Pinkus 120 Fälle, 3 Rezidive; Rille 171 Fälle, 7 Rezidive; Treupel 120 Fälle, 4 Rezidive, Juliusberg 55 Fälle und 2 Residive bzw. Versager. Grouven behandelte insgesamt 254 Fälle mit Arsenobenzol; 15 von diesen waren Versager in dem Sinne, daß die Erscheinungen zögernd oder unvollständig zurückgingen. Rezidive traten bei ihm ein in neun Fällen. Bettmann sah unter der Zahl der von ihm bisher behandelten Fälle (87) 8 Rezidive, Schultz unter 28 Fällen 1 Rezidiv; Mc. Donagh unter 85 Fällen 2 Rezidive; Wechselmann unter 1250 Fällen 40 Rezidive. „Aber die Zahl ist ganz bedeutungslos, da sich nur ein mäßiger Prozentsatz der behandelten Fälle wieder vorgestellt hat" (Wechselmann).

L. Michaelis beobachtete unter 120 Fällen reiner Syphilis (nicht parasyphilitischer Erkrankungen) 4 Rezidive: Kromayer hat 310 Patienten bisher behandelt, darunter hatte er 7 Rezidive. „Ich bemerke hierzu," sagt Kromayer, „daß die Mehrzahl der behandelten Fälle zeitlich noch nicht in das Stadium eines zu erwartenden Rezidives getreten ist, so daß die Zahlen 310 und 7 nicht zueinander in Beziehung gesetzt werden können." E. Saalfeld sah unter 36 Fällen 5 Rezidve, Halberstädter unter 55 Fällen 6 Rezidive; Ledermann unter 52 Fällen ebenfalls 6; Chrzelitzer unter 47 Fällen nur 1 Rezidiv. Gennerich konnte 82 Fälle behandeln; bei 4 Fällen maligner Lues hatte er anfänglich Rezidive, konnte aber auch in diesen Fällen später durch wiederholte Injektionen Heilung erzielen. Scholtz nahm unter 130 behandelten Fällen 5 Rezidive wahr, Schreiber unter 152 intramuskulär injizierten 18, unter 565 intravenös behandelten Fällen nur ein Rezidiv. Géronne berichtet, daß unter 71 Lueskranken, die in den Monaten April bis Juni gespritzt worden waren, bis zum heutigen Tage 22 klinische Rezidive gesehen worden waren; „außerdem wurden von diesen Patienten noch 24 reinjiziert wegen Bleibens der Wassermannschen Reaktion, wodurch wohl dem Auftreten von noch weiteren klinischen Rezidiven vorgebeugt worden ist." Bruhns behandelte seit Mitte August 74 Fälle mit Ehrlich-Hata 606; er sah bisher 5 Rezidive und 4 Versager. Welander konnte im ganzen 65 Fälle behandeln; aber nach seiner Ansicht ist ebenfalls diese Zahl für die Berechnung der Rezidive bedeutungslos. Der Erfolg seiner Arsenobenzolbehandlung läßt sich eher so kennzeichnen, daß von seinen 46 erwachsenen Personen 27 Fälle möglicherweise keinen Rückfall bekommen haben. Von erwachsenen Patienten haben nach Welanders Aufzeichnungen 11 Fälle Rezidive bekommen, in 5 Fällen sind die Symptome nur wenig beeinflußt worden. Bei einem Kind (hereditäre Lues) wurde ein Rezidiv, bei einem anderen ein Versager beobachtet. v. Zeißl sah unter 149 Fällen 4 Rezidive. Dreuw endlich konnte unter 11 von anderer Seite mit Ehrlich-Hata behandelten, zu polizeilicher Untersuchung gekommenen Prostituierten vier schwere Rezidive beobachten. Polland und Knaur sahen im Sekundärstadium 4 Rezidive und in einem Falle nicht die geringste Wirkung einer Ehrlich-Hatainjektion. In letzter Zeit werden von Wechselmann als Rezidive schwere Augenleiden beobachtet.

Auch Cohn berichtete über ein Iritierezidiv, das 14 Tage nach einer unter 606 prompt geheiltes Iritis wieder aufgetreten war. Eine wahrscheinlich luetische Neuritis nervi optici sah Kowalewski bei einer sekundär-luetischen Frau ca. 2 Monate nach einer Ehrlich-Hatainjektion auftreten. Fischer konstatierte ebenfalls unter acht sicheren Rezidiven fünf schwere Augenerkrankungen.

W. Fischer ist geneigt, diese Form der Rezidive mit der Arsenobenzolbehandlung in Zusammenhang zu bringen. Er glaubt, ebenso wie Buschke, daß hier durch die neurotrope Affinität dieses Mittels gewissermaßen ein locus minoris resistentiae geschaffen würde, an dem das syphilitische Virus sich festsetze und ein günstiges Feld zur Entwicklung vorfinde.

Wechselmann, der, wie wir gesehen haben, nur äußerst geringfügige klinische Rezidive beobachtet hat, glaubt, daß diese Rezidive „nur als wahrscheinlich unter der Einwirkung des Mittels manifest werdende, vorher inkapsulierte Herdrezidive zu betrachten sind". „Nach unserer Vorstellung werden alle mit dem Mittel in Berührung kommenden Spirochaeten getötet und wahrscheinlich an den Infiltrationsherden, welche eingekapselte Spirochaeten beherbergen, Erweichungsvorgänge eingeleitet, welche die Spirochaeten dem neuen Mittel angreifbar machen können." Daher glaubt auch Wechselmann über die als wirksam erprobten und noch meist zur Heilung ausreichenden Dosen von 0,5—0,6 für Männer, 0,45 für Frauen nicht hinausgehen zu dürfen.

In dem schon oben erwähnten Rundschreiben vom 25. Oktober 1910 führt Ehrlich das Auftreten der Rezidive darauf zurück, daß die subkutane Einführung der neutralen Emulsion quoad Dauerwirkung weniger leiste als die anderen Applikationsformen. Es scheint ihm, als ob der Ictus immunisatoricus bei dieser Methode doch nicht intensiv genug ist, um allgemein eine bis zur Sterilisierung gehende Abtötung der Spirochaeten zu erzielen. Aus diesem Grunde glaubt bekanntlich Ehrlich jetzt von der intravenösen Injektion bessere Behandlungsresultate erwarten zu können.

Gibt, wie das von einem großen Teil der heutigen Syphilidologen und von Ehrlich selbst angenommen wird, der positive oder der wiederholt negative Ausfall der Wassermannschen Reaktion einen sicheren Anhaltspunkt, ob die Syphilis ausgeheilt ist oder nicht, so ist natürlich unter diese klinischen Rezidive und Versager auch die große Anzahl jener Fälle zu rechnen, in denen durch eine einmalige, ja sogar durch wiederholte Injektionen der positive Ausfall der Seroreaktion nicht dauernd in einen negativen umgewandelt wurde.

Bei der Beurteilung der Zahl der von den einzelnen Klinikern wahrgenommenen Rezidive manifester luetischer Symptome sind aber meines Erachtens noch einige wichtige Punkte zu berücksichtigen:

Einmal ist die Statistik, nach der die Aufstellung und Berechnung der Rezidive von den meisten Autoren vorgenommen wurde, nicht die richtige. Wie auch Blaschko fordert, müßte immer auch genau das Stadium der Krankheit angegeben werden, bzw. wie lange in den behandelten Fällen die Infektion zurück liegt. Vor allem aber ist die Beobachtungszeit noch eine viel zu kurze um irgendwelche bindenden Schlüsse bezüglich der Wirkung des Arsenobenzols ziehen zu können.

Nach den Mitteilungen Alts wurden die ersten Versuche einer Behandlung floridsyphilitischer Patienten mit 606 am 31. Januar 1910 begonnen. Wechselmann hat dieses Präparat von Ehrlich erst im März 1910 erhalten, die meisten der übrigen Kliniker konnten zum Teil viel später ihre therapeutischen Versuche mit Arsenobenzol beginnen. Die längste Beobachtungsdauer derartig behandelter Syphilisfälle beträgt also im günstigsten Falle etwas über ¾ Jahr, bei vielen höchstens ein halbes Jahr und wohl bei den meisten der bisher mitgeteilten Fälle nur einige Monate. Nun wissen wir aber, daß bei der sogenannten Frühbehandlung der Syphilis — (Exzision des Primäraffektes mit nachfolgender intensiver Quecksilberbehandlung) — neben anscheinend vollkommenen Heilungen das Auftreten von Rezidiven oder Sekundärerscheinungen unter Umständen bis über ein Jahr hinausgeschoben werden kann. Ich selbst verfüge über zwei derartige Beobachtungen. In dem einen Fall trat nach Exzision des Primäraffektes und nach drei intensiven Injektionskuren erst 8 Monate nach der Exzision eine starke Roseola mit Impetigo capitis und charakteristischem Haarausfall auf (die Wassermannsche Reaktion war abwechselnd positiv und negativ gewesen!), im anderen Falle zeigte sich die erste, kaum wahrnehmbare Roseola ca. ½ Jahr nach der Exzision, die zweite, auch nicht viel stärkere, etwa drei Monate später.

Aus diesen Beobachtungen geht hervor, daß, wenn der Entwicklungsgang der Syphilis durch intensive Kuren oder starke spezifische Mittel frühzeitig gehemmt wird, der Verlauf der Lues von seiner typischen Kurve abweichen kann. Ein solches, auf syphilitische Krankheitsprodukte aller Art stark spezifisch wirkendes

Präparat stellt aber entschieden das Ehrlichsche Arsenobenzol dar. Folglich können auch hier endgültige Resultate über die Möglichkeit des Rezidivierens des Krankheitsprozesses, bzw. der wirklichen Heilung der Syphilis erst nach mindestens 1—1½ jähriger genauer Beobachtung der damit behandelten Fälle erwartet werden.

Eine weitere Erwägung, die hier stattfinden muß, knüpft sich daran, daß anfänglich in begreiflicher Begeisterung über die gute symptomatische Wirkung des neuen Ehrlich-Hataschen Präparates zu rasch und vielleicht auch zu euphemistisch Resultate über erzielte „Heilungen" publiziert worden sind. Bei dem großen Interesse, das natürlich die Öffentlichkeit an derartigen Mitteilungen nehmen mußte, wurde denn auch über jeden, selbst über den kürzesten Bericht ausführlich von der „Tagespresse" referiert. So konnte in den breiten Massen des Publikums der feste Glaube entstehen, daß man sich nur eine einzige Einspritzung mit Ehrlich-Hata 606 machen zu lassen brauche, um seiner Syphilis ein für allemal ledig zu sein. Dieser Glaube der heute noch fast allgemein besteht, veranlaßte wohl auch die meisten aller mit 606 behandelten Syphilitiker, sich, bzw. ihren Körper nicht mit peinlichster Sorgfalt auf das Auftreten irgendwelcher verdächtiger Symptome zu beobachten und sich nicht mehr, wie es bei der Quecksilbertherapie entschieden gefordert werden mußte, in regelmäßigen Intervallen, selbst bei anscheinend vollständiger Symptomlosigkeit dem Arzte wieder vorzustellen. Dies kann aber mit dazu beigetragen haben, daß Wechselmann und viele andere Kliniker nur einen kleinen Teil ihrer mit Arsenobenzol behandelten Patienten wiedersahen. Diese Patienten, die sich nicht mehr vorstellten, brauchen nun nicht etwa alle geheilt zu sein. Gerade der Umstand, daß bei der Syphilis die manifesten Symptome unter Umständen sehr geringfügige, kaum wahrnehmbare sein können, die oft überraschend schnell selbst ohne spezifische Behandlung in Kürze wieder ·verschwinden, macht ja diese Krankheit zu einer so unheimlichen und für die Allgemeinheit so gefahrvollen. Anscheinend vollkommen gesund, können

diese in der Latenzzeit befindliche Kranke doch zu-
zeiten infektiös wirken, wenn solche oft minimale und nicht
beachtete, schnell vorübergehende luetische Kranksheitprodukte
auftreten. Von dieser Möglichkeit überzeugte mich leider einer
der oben von mir angeführten früh behandelten Fälle, wo ein
Patient ca. 2 Monate vor Ausbruch der Allgemeinerscheinungen
ein Mädchen syphilitisch infizierte.

10. Nebenwirkungen.

Bei der Frage nach den Nebenwirkungen, die dieses neue Arznei-
präparat entfalten kann, müssen wir mit Neißer unterscheiden
rein örtliche an der Injektionsstelle auftretende Störungen
und allgemeine Nebenwirkungen. Da erstere hauptsächlich
von der Art der Darreichung des Mittels abhängen, habe
ich diese nach der Besprechung der verschiedenen Lösungs-
methoden und Applikationsverfahren angeführt.

Die meisten Kliniker sprachen sich bezüglich der allgemeinen
Nebenwirkungen des Präparates 606 dahin aus, daß diese
verhältnismäßig sehr geringfügiger Natur seien, und daß
das Arsenobenzol selbst in größeren Dosen für
den Organismus ziemlich ungiftig sei. Dennoch wurden
von verschiedenen Seiten Nebenwirkungen, zum Teil auch recht
bedenklicher Art gesehen, die diese Unschädlichkeit der Ehrlich-
Hata-Therapie doch in einem etwas anderen Lichte erscheinen
lassen. Dem Praktiker müssen aber alle diese Beobachtungen möglichst genau bekannt sein, und deshalb soll
auch hier ausführlich darüber berichtet werden.

Als ein regelmäßiges Symptom tritt nach Anwendung von 606
Fieber auf. Bei intravenösen Injektionen in der Mehrzahl der Fälle
schon wenige Stunden nach der Injektion mit Schüttelfrost und 39,5
bis 40° einsetzend, verliert es sich hier jedoch oft schon nach wenigen
Stunden (Schreiber, A. Neißer, Géronne und Huggenberg,
Iversen). Bei intramuskulären und subkutanen Injektionen beginnt
das Fieber meist etwas, 1 oder auch 2 Tage später, ist weniger
hoch und fällt in der Regel lytisch ab. Schlesinger beobachtete
jedoch in einem Falle ein dreiwöchentliches hohes Fieber; eine
Lokalinfektion bestand nicht. Nach Neißers Beobachtungen tritt
bei Nichtluetischen nach der Einspritzung kein Fieber auf.

Neißer erklärt das Fieber nach einer Arsenobenzolinjektion daher als allgemeines Reaktionsphänomen und führt es auf die toxische Wirkung der durch die Zerstörung von Spirochaeten freiwerdenden Endotoxine zurück. Sehr oft begleiten das Auftreten des Fiebers Erscheinungen von Arzneixexanthemen. So wurde von Wechselmann ein morbillöses Exanthem mit Conjunctivitis beobachtet, Spiethoff und ebenso Saalfeld sahen 24 Stunden nach der Einspritzung ein exsudatives, konfluierendes Erythem der Streckseiten der Unter- und Oberschenkel mit Gelenkschmerzen, das lebhaft an das Erythema exsudativum multiforme erinnerte. 24 Stunden später war es vollkommen abgeklungen. Auch Fränkel, Rille und Grouven u. a. nahmen diffuse Exantheme bzw. Erytheme wahr. Spatz konnte in einem Falle sechs Stunden nach der Injektion am ganzen Körper und im Gesicht „kronen- bis fünfkronenstückgroße juckende hellrote, erhabene, nesselausschlagähnliche Infiltrate" feststellen, die nach 2 Stunden spurlos wieder verschwanden. Auch Herxheimer beobachtete in einem Falle eine Urticaria, die, auf den Händen beginnend, sich allmählich über den ganzen Körper verbreitete. Glück sah ebenfalls in einigen Fällen Urticaria und Exantheme, Treupel konnte einmal eine leichte Abschuppung der Gesichtshaut wahrnehmen. Schreiber sah bei zwei Patienten ein leichtes Arzneiexanthem, das erst nach acht bis zehn Tagen unter Temperatursteigerung auftrat und schnell wieder verschwand. Finger konnte in vier Fällen toxische Erytheme beobachten, darunter ein scarlatina ähnliches, das mit hohem Fieber einherging und über eine Woche anhielt.

Ferner begleiten das Fieber nicht selten Aufstoßen, Übelkeit, Brechreiz (Alt, Kromayer, Rille, Spiethoff) zum Teil auch wirkliches Erbrechen (Wechselmann, Schreiber, Neißer, Iversen, Géronne, Rill, Gennerich, v. Zeissl). Besonders bei intravenösen Injektionen wurde fast regelmäßig Fieber, Erbrechen, Schwindel und ähnliche Symptome beobachtet, die jedoch in der Regel ebenfalls schnell wieder vorübergingen. Ziemlich häufige Begleiterscheinungen des Fiebers aber sind Pulsbeschleunigung, Tachykardie und Steigerung oder Herabsetzung des Blutdruckes (Alt, Spiethoff, Schlesinger u. a.). Ledermann sah einmal auffallende Pulsverlangsamung. Nach meinen Erfahrungen können diese Symptome noch lange Zeit, bis zu 14 Tage, bei vollkommen normaler Temperatur anhalten. Die schwersten Erscheinungen von seiten des Zirkulationssystems sah aber Hoffmann in zwei Fällen, in denen er nicht unbedenkliche Störungen in der Herztätigkeit, ebenfalls Pulsbeschleunigung, aber auch geringe Verbreiterung nach rechts und ein systolisches Geräusch nach der Behandlung feststellen konnte. Auch Hauck konstatierte nach einer Dosis von 0,3 starke Störungen von seiten der Herztätigkeit.

Ob das Ehrlichsche Mittel für die Nieren wirklich so vollkommen reizlos ist, wie von verschiedenen Seiten angenommen wird, möchte ich nach den Erfahrungen von Schlesinger, der fast in der Hälfte der Fälle transitorische Albuminurie oder Zylindrurie ohne Albumen beobachten konnte, bezweifeln. Bering sah ebenfalls viermal vorübergehende Albuminurie. Desgleichen berichtet auch Géronne über leichte Albuminurien in einigen Fällen, die jedoch in 1—2 Tagen wieder verschwanden. Nur bei einem Patienten war die Albuminurie stärker aufgetreten und hatte 4—5 Tage angehalten; am 1. Tage betrug der Eiweißgehalt sogar 8 $^0/_{00}$, doch fanden sich keine Zylinder und keine roten Blutkörperchen im Harn. Auch Finger beobachtete in einem Falle eine vorübergehende Albuminurie, Volk und Lipschütz sahen bei einer Patientin 8 Tage nach der Injektion im Harn Albumen und Zylinder ausscheiden. Nach Pick ist eine sehr oft zu beobachtende Erscheinung die Herabsetzung der Harnquantität, die in einigen Fällen bis auf 400—500 ccm pro Tag herunterging bei nicht zu hohem spezifischen Gewicht (1015 — 1020).

Auch von seiten des Darmtraktus wurden vereinzelt leichte Krankheitssymptome wahrgenommen. Iversen sah nach intravenösen Injektionen vorübergehenden Durchfall; Bering berichtet über einen und zwei Tage lang dauernde äußerst heftige Darmtenesmen, die er bei mit Arsenobenzol behandelten Patienten beobachten konnte. Pinkus sah bei einem, Schulz bei zwei Syphilitikern, Bettmann, Géronne und Huggenberg gelegentlich vorübergehende Diarrhöen. Spatz betont, daß das quälende Durstgefühl, über das seine Patienten hauptsächlich klagten, auch bei 37,5° aufgetreten sei, also nicht allein durch das Fieber bedingt sein könne. Bayet beobachtete bei mehreren mit Arsenobenzol behandelten Patienten etwa 14 Tage nach der Injektion einen arsenikalen Rheumatismus.

Bedeutend ernstere Symptome bei drei Fällen wurden von Bohač und Sobotka folgendermaßen beschrieben. Sie beobachteten:

„1. Harnverhaltung; deren Dauer schwankte zwischen mehr als einem halben Tage und einem bei Abschluß dieser Arbeit noch gar nicht abzuschätzenden Zeitraume, der aber sicher mehr als neun Tage beträgt, und nach deren Lösung noch sehr beträchtliche Erschwerung des Urinierens zurückbleiben kann. Auffällig war, daß bei der Kranken, welche die kleinste Menge des Präparates erhalten hatte, die ganz schweren Erscheinungen nicht sofort auftraten. In zwei Fällen waren auch geringe Mengen von Eiweiß ohne Zylinder im Harne vorhanden. 2. Es fehlte in allen Fällen der Patellarreflex und eine ganze Reihe der gewöhnlich geprüften Reflexe (deren Beschaffenheit freilich vor der Einleitung der Behandlung begreiflicherweise nicht untersucht worden war). 3. Es bestand in zwei Fällen ungemein ausgesprochener Tenesmus des Mastdarms (in einem Falle vielleicht durch eine überstandene Proktitis begünstigt). Dazu fiel in allen drei Fällen die vollkommene Obstipation auf, die auch noch anhielt, nachdem die Nahrungsaufnahme sehr reichlich geworden war, und die sich, trotzdem sie schon durch wenig eingreifende Mittel zu überwinden war, vielleicht doch nicht einfach mit der gewöhnlichen Stuhlträgheit der Bettlägerigen identifizieren läßt.“

Die Autoren führen die nervösen Symptome auf Störungen im Rückenmark, den Mastdarmtenesmus auf einen nervösen Reizzustand des Darmtraktus und die Harnverhaltung endlich auf eine Detrusorlähmung zurück. Die Autoren sind der Meinung, daß dieses neue Arsenpräparat hinsichtlich dieser Symptome Berührungspunkte mit den beim Atoxyl beschriebenen Nebenwirkungen habe. Gegenüber diesen Mitteilungen von Bohač und Sobotka veröffentlichte Geheimrat Ehrlich folgende Erklärung:

„Frankfurt a. M., 1. August 1910.

Zum Artikel von Bohač und Sobotka bemerke ich, daß von den gleichen Operationsnummern, wie sie in Prag verwendet wurden, weiter 132 Röhrchen an Fauser (Stuttgart), Hauck (Erlangen), Linser (Tübingen), Rille (Leipzig), Spiethoff (Jena) gesendet worden sind. Alle diese Stellen melden mir auf Anfrage, daß die von den Autoren beschriebenen Störungen nie beobachtet wurden. Auch sonst ist bei Verwendung von 606 mir von keiner Seite ähnliches gemeldet worden.

Auf Anfrage telegraphiert mir Alt (Uchtspringe): „Bei mehr als 200 in hiesiger Anstalt unter genauester Kontrolle und gerade bezüglich des Nervensystems peinlichst untersuchten Fällen, die mit 606 behandelt sind, ist nie derartiges wie in Prag beobachtet worden, niemals eine Blasenlähmung, Harnverhaltung und dergleichen, nie Schwinden der Reflexe. Es muß dort also eine Zersetzung des Präparats oder durch Beimengung, vielleicht von Methylalkohol, eine Vergiftung vorgekommen sein. Ich verwende grundsätzlich keine Zusätze, außer wenig Normalnatronlauge."

Doerr (Wien) telegraphiert mir ebenfalls auf meine Anfrage: „68 Fälle, nie Blasenlähmung, Reflexe vorgestern durch Neurologen bei allen Erreichbaren geprüft, fehlten bei keinem einzigen."

In ähnlichem Sinne telegraphieren Finger (Wien) über 40, Neißer (Breslau) über 110, Michaelis (Berlin) über 68 Fälle.

Es folgt hieraus, daß die von den Autoren beobachteten Störungen weder mit dem Präparat 606 als solchem zusammenhängen, noch daß die speziellen Operationsnummern verdorben waren. Es müssen daher Fehlerquellen in der Herstellung der Lösung oder der Applikation vorgelegen haben, und dürfte es sich laut telegraphischer Nachricht von Sellei (Budapest): „Kreibichs Mißerfolge sind typische Methylalkoholvergiftungssymptome" (konform auch Telegramm von Alt und frühere Mitteilungen von Hofrat Emil von Groß, Budapest) um eine schädigende Wirkung eines vielleicht nicht ganz reinen Methylalkohols gehandelt haben.

Zum Schluß muß ich mein Bedauern aussprechen, daß die Autoren es nicht für notwendig gehalten haben, mich rechtzeitig von diesem Vorkommnis zu unterrichten, da dann die durch den Artikel verursachte sensationelle Beunruhigung weitester Kreise leicht hätte vermieden werden können.

Ehrlich."

In einem zweiten Bericht über den weiteren Verlauf dieser Fälle teilen Bohač und Sobotka mit, daß die Höchstdauer der vollständigen Harnverhaltung zehn Tage betrug, diejenige des

Tenesmus noch etwas mehr. Die Störungen der Patellarreflexe, die sich ebenso wie die übrigen Reflexe inzwischen wiederhergestellt hatten, können nach Meinung der Autoren auch durch den von der Injektionsstelle her wirkenden Einfluß des Schmerzes im Sinne einer willkürlichen oder unwillkürlichen Hemmung erklärt werden. Für die übrigen noch beobachteten Nebenwirkungen könnte dieser Umstand jedoch nicht in Betracht kommen. Auch auf eine toxische Wirkung des Methylalkohols konnten diese unangenehmen Nebenwirkungen nach Ansicht der Autoren nicht zurückgeführt werden, da bisher in den vielen Fällen, wo Methylalkohol zur Herstellung der Lösung des Arsenobenzols verwendet worden sei, keine derartigen Wirkungen beobachtet worden seien, und da ferner Ehrlich selbst (Münch. Med. Wochenschr. 1910, S. 1576) sich in dem Sinne geäußert hätte, daß gegen die Verwendung des Methylalkohols in den geringen Mengen, wie sie hierbei in Betracht kämen, keine Bedenken obwalten könnten. Die Autoren nehmen zur Erklärung dieser toxischen Wirkung ebenso wie Eitner, der in jüngster Zeit bei einem Fall ein ähnliches Krankheitsbild — Harnverhaltung, Stuhlverstopfung, Fehlen der Patellar- und anderer Reflexe — beobachten konnte, an, daß es sich um ein chemisch verändertes, bzw. zersetztes Präparat handelte. Buschke und sein Assistent Fischer sehen aber in dieser Wirkung sowie in ähnlichen von ihnen selbst beobachteten weiter unten angeführten Störungen zusammen mit manchen bisher in der Literatur vorliegenden Berichten eine neurotrope Wirkung des Arsenobenzols.

Für die Möglichkeit einer neurotropen Wirkung des Arsenobenzols im Sinne Buschkes spricht vielleicht auch die Tatsache, daß gerade am Auge und am Gehörorgan leicht Rezidive auftreten, worauf ich schon oben hingewiesen habe.

In letzter Zeit hat nun aber Finger einige Beobachtungen mitgeteilt, die die Annahme Buschkes direkt bestätigen. In einem dieser Fälle war zwei Monate nach einer Hatainjektion von 0,45 g bei einer Patientin heftiger Kopfschmerz, Schwindel und Sehstörung aufgetreten. Die objektive Untersuchung ergab rechtsseitige Okulomotoriusparese, Lähmung des Levator palpebrae superioris und des Rectus internus sowie linksseitige beginnende Neuritis optica. Da man annahm, daß es sich vielleicht um ein Rezidiv handle,

erhielt die Patientin eine neue Hatainjektion, ebenfalls von 0,45 g.
Jedoch diese sowie Quecksilber- und Jodbehandlungen blieben
nicht nur erfolglos, sondern es trat noch eine rechtsseitige
Neuritis optica hinzu. Bei einer zweiten Patientin traten
ebenfalls 3 Monate nach der Injektion Sehstörungen auf, die
durch eine Abduzenslähmung hervorgerufen worden waren.
Auch der dritte derartige Fall, den Finger beobachten konnte, kam
3 Monate nach einer Injektion von 0,45 mit der Klage über
Sehstörungen. Die vorgenommene Untersuchung ergab träge
Pupillenreaktion, Anisokorie, beiderseitige Einschränkung des
Gesichtsfeldes, Abblassen der temporalen Hälfte beider Pupillen,
also beginnende beiderseitige Opticusatrophie. Im
vierten Falle endlich wurden ebenfalls drei Monate nach der
Injektion, acht Monate nach der Infektion, Sehstörungen wahrgenommen und eine Chorioiditis peripherica oculi dextri
mit zentraler Glaskörpertrübung konstatiert. In drei
weiteren Fällen fanden sich „eigentümliche, zum Teil beängstigende
Erscheinungen" am Gehörorgan [1]). Einmal sah Finger eine
allerdings vorübergehende isolierte Ausschaltung des Vestibular-
nerven. In einem anderen Falle klagte eine Patientin neun
Wochen nach der Injektion, drei Monate nach der Infektion,
über Schwindel und Schwerhörigkeit. Es ergab sich eine
beiderseitige labyrinthäre Schwerhörigkeit, die in der
Folgezeit unverändert blieb. Im dritten Falle handelte es sich
um eine 18 jährige Patientin mit einer etwa 3 Monate alten
Lues, die am 5. August 0,45 Arsenobenzol erhalten hatte. Bis
15. August waren alle syphilitischen Erscheinungen geschwunden,
und am 17. August wurde die Patientin geheilt entlassen.
Am 7. November kam die Patientin frei von Syphilis und mit
negativer Wassermannscher Reaktion wegen Schwindel, Kopfschmerz und Schwerhörigkeit wieder. Es wurde ebenfalls
labyrinthäre Schwerhörigkeit, Schwindel und spontaner
Nystagmus festgestellt, ein Zustand, der in der Folgezeit
stationär blieb.

Eine gewisse Bestätigung der Erfahrungen von Bohač und
Sobotka kann man ferner noch in den Mitteilungen von Bonhöffer,
der nach der Injektion einer neutralen Emulsion bei einem Patienten

---

[1]) Vgl. Arsazetin u. s. Nebenwirkungen, S. 14.

mit frischer spinaler Lues eine vollkommene Blasenlähmung und eine Verstärkung der Lähmungserscheinungen an den Beinen sah. Bei einem zweiten Patienten, einem Paralytiker, beobachtete er einen schweren epileptischen Anfall mit residuärer linksseitiger Hemianopsie u. a. Nach Pollack und Kaur stellten sich bei einem Patienten, der 0,5 g erhalten hatte, Fieber bis zu 40,1°, starke Pulsbeschleunigung und eine sieben Tage dauernde absolute Harnverhaltung ein. Auch Rille beobachtete einmal einen epileptischen Anfall und wiederholt Schmerzen in Knien und Beinen. Schlesinger konnte bei seinen Patienten mehrmals vorübergehende Blasenstörungen feststellen, Herxheimer einen Fall von Harnverhaltung, und selbst Wechselmann konstatierte in einem Falle zeitweise Unfähigkeit, die Blase zu entleeren. Auch Behring sah einmal eine Detrusorlähmung. Chrzelitzer konstatierte bei Patienten mit hochgradigen Nervenzerstörungen Arsentoxikosen, und auch Wechselmann, Pick, Fischer und Buschke konnten vereinzelt Fälle von leichtem Arsenizismus feststellen. Auf der Wechselmannschen Abteilung wurden ferner drei Peronäuslähmungen nach intramuskulärer Applikation beobachtet. Diese Fälle sind nach der Ansicht von Sieskind auf die Art der Applikation zurückzuführen, weil der Peronäus durch seine oberflächliche Lage viel häufiger als die Tibialisfasern des Ischiadikus von äußeren Schädlichkeiten betroffen werde. Da nun diese Lähmungen nach einer Latenzzeit von einigen Tagen aufgetreten sind, so faßt sie Wechselmann als eine vom Depot ausgehende Arsenintoxikationsneuritis auf. Es wird sich hier wohl hauptsächlich um eine Druckwirkung der intraglutaealen Injektion handeln. Nach Buschke und Fischer können sie möglicherweise als eine Extensorenlähmung und so als ein Symptom einer bestehenden Arsenintoxikation erklärt werden. Daß unter Umständen auch innere Organe geschädigt werden können, beweist ein Fall von Hoffmann, in dem er nach Injektion von 0,3 Arsenobenzol in sauerer [1]) Lösung eine zentrale embolische Pneumonie durch verschleppten Thrombus aus der Glutäalmuskulatur sah. Auch Finger nahm einmal nach Injektion eines Paraffinemulsion in den Glutäus Erschei-

---

[1]) Vor der Injektion sauerer Lösungen warnen bekanntlich höchst eindringlich Alt und Schreiber und Hoppe.

nungen einer leichten Lungenembolie wahr. Duhot konnte dreimal blutigen Auswurf beobachten. Rille sah Atemnot und zweimal Ikterus. Auch Pinkus konnte einmal Ikterus nach Anwendung des Ehrlich-Hataschen Präparates 606 feststellen und Behring eine Verschlimmerung eines schon bestehenden Diabetes. Daß mitunter Schwangere das neue Ehrlichsche Mittel nicht so gut vertragen, wie Wechselmann u. a. annehmen, zeigen die Beobachtungen von Loeb und Glück, die je einen Abort nach der Injektion beobachten konnten.

Besonderes Interesse bieten natürlich für den Praktiker die Mitteilungen über Todesfälle, die nach Injektionen von Arsenobenzol vorgekommen sind, bzw. die Frage, ob diese mit dem Präparat direkt oder indirekt zusammenhängen können.

Wechselmann selbst starben drei mit 606 behandelte Säuglinge mit Pemphigus neonatorum, nachdem Fieber, Anämie und in einem Falle Opisthotonus aufgetreten waren. Auch Herxheimer teilte später zwei solche Todesfälle syphilitischer Säuglinge mit. Wie ich weiter oben ausgeführt habe, erklärt Wechselmann diese Todesfälle als Wirkung der durch den massenhaften Spirochaetenzerfall freiwerdenden Endotoxine auf den schwachen kindlichen Organismus. Schreiber und Hoppe berichten über zwei Todesfälle bei Erwachsenen, die nach Ansicht der Autoren mit der Behandlung nicht zusammenhingen. Iverson teilt einen Todesfall bei einer rekurrenzkranken Frau nach einer Dosis von 0,3 mit. Es trat eine akute Nephritis mit hämorrhagischem Exanthem auf, die Sektion ergab Arterioskerose, Myokarditis und andere, schon vorher bestehende grobe Veränderungen lebenswichtiger Organe. Fränkel und Grouven erlebten bei einem auf syphilitischer Basis seit Jahren mit schweren Sprachstörungen, Worttaubheit usw. erkrankten Patienten $\frac{1}{4}$ Stunde nach erfolgter intravenöser Injektion von 0,4 mit 15 ccm Wasser verdünnter Arsenobenzollösung eine typische Arsenvergiftung, der der Patient nach $3\frac{1}{2}$ Stunden erlag. Einen Todesfall nach 0,3 Ehrlich-Hata in saurer Lösung erwähnt Hoffmann, einen weiteren Spiethoff nach 0,5 bei einer äußerst unterernährten, anämischen Person. Orth stellte auf der Naturforscherversammlung in Königsberg Präparate von zwei Fällen von Nekrosen der Glutäalmuskeln nach Injektion von 606 vor. In dem einen Fall ist der Tod 10 Tage nach der Injektion eingetreten, im andern

Fall war der Tod durch ein Pharyngolaryngeal-Karzinom bedingt worden.

In letzter Zeit wurde auch von Ehlers genauer über einen Todesfall berichtet, der schon im August dieses Jahres nach erfolgter subkutaner Injektion von 50 cg 606 unter zunehmenden Vergiftungssymptomen ausschließlich seitens des Nervensystems (Tremor, Zittern, Schweißkrisen, Kräfteverfall usw.) eingetreten war. Der betreffende Patient war allerdings Paralytiker und hatte bereits zwei apoplektiforme Anfälle erlitten. „Er konnte jedoch, bevor er unter Behandlung mit „606" kam, vegetieren, spazieren, Zeitungen lesen und verschiedenes daraus verstehen." Die Sektion ergab keine andere Todesursache als akute parenchymatöse Degeneration der Organe.

Bezüglich dieser Todesfälle äußert sich nun Ehrlich selbst folgendermaßen:

„Unter der großen Zahl von Fällen ist nur ein einziger Todesfall (in Jena) beobachtet, wo es sich um eine Patientin gehandelt hat, die ihrem Leiden an sich nicht hätte erliegen müssen. Aber es handelte sich um eine schwächliche Person mit tertiärer Lues des Kehlkopfes, bei der — aus äußeren Gründen — eine Injektion mit einer sauren Lösung gemacht wurde, einer Lösung, die besonders stark lokal reizte. Ich glaube also, es handelt sich bei diesem Todesfall um eine Chokwirkung, die mit den neueren Anwendungsweisen, wie ich hoffe, wird vermieden werden können.

Die andere Gruppe von Todesfällen, die kaum ein Dutzend erreichen dürfte, betrifft ausschließlich Patienten mit schweren Affektionen des Nervensystems, also Tabes mit Cystitis und Kachexie mit bulbären Erscheinungen, ferner Patienten mit ausgedehnter kortikaler Erweichung und ähnliche Fälle. Bei einem dieser Fälle hat die mikroskopische Untersuchung folgenden Befund ergeben, den ich im Wortlaut mitteile:

Die mikroskopische Untersuchung hat ja nun aber bei der verstorbenen Kranken gezeigt, daß an der Stelle des Austrittes des N. phrenicus aus dem oberen Halsmark die vorderen Wurzeln in erkranktes (infiltriertes) Gewebe eingebettet waren und leichte degenerative Veränderungen zeigten. Es ist sehr wohl möglich, daß infolge der Reaktion auftretende Reiz- oder. Schwellungszustände (Ödeme?) durch Kompression des schon vorher leicht

erkrankten N. phrenicus die plötzliche Atemlähmung hervorgerufen haben.

Wenn dieser Fall nun auch an und für sich betrübend ist,
glaube ich doch, daß er von prinzipieller Bedeutung sein kann,
insofern er zeigt, daß bei syphilitischen Erkrankungen im oberen
Halsmark bei Anwendung von Hata größte Vorsicht nötig ist.
Leider sind diese Erkrankungen, wie auch in unserem Fall, nicht
immer mit Sicherheit zu diagnostizieren.''

Aus den eben angeführten Mitteilungen über die Nebenwirkungen des Arsenobenzols geht doch mit Sicherheit hervor,
daß auch diesem Präparat eine gewisse organotrope
Wirkung anhaften kann, die mitunter zu recht
unangenehmen Störungen im Organismus führen
kann. Besonders die toxische Wirkung des Arsenobenzols auf
die Gesichts- und Gehörnerven, die Finger beobachtet hat,
lassen, worauf ich schon im Vorhergehenden hinwies, leider
die Gewißheit entstehen, daß das Arsenobenzol, wenn
auch wohl in geringerem Maße als das Atoxyl und
das Arzazetin unter Umständen als schwer schädigendes
Nervengift wirken kann.

11. Epikrise.

Die Einführung der organischen Arsenpräparate in die Therapie
der Syphilis durch Uhlenhuth und insbesondere die Entdeckung des Dioxy-diamido-arsenobenzols, durch Ehrlich be-
deuten entschieden einen großen Fortschritt in der Syphilistherapie.

Denn einerseits scheint das neue Ehrlich-Hatasche Prä-
parat 606, eben das Arsenobenzol, nach den bisher vorliegenden
Erfahrungen wenigstens ungiftiger als die anderen derartigen
Arsenpräparate zu sein, und andererseits ist es hinsichtlich seiner
meist prompten und schnellen Wirkung auf manifeste syphilitische
Symptome dem Quecksilber in vielen Fällen überlegen. Wenn auch,
wie die zahlreichen Rezidive lehren, bei der bisherigen Dosis und
Anwendung eine Sterilisatio magna des Organismus im
Sinne Ehrlichs sicher nicht erreicht wurde und bei
einer so chronischen und komplizierten Krankheit,
wie es die menschliche Syphilis ist, wohl auch nicht er-

reicht werden kann (Uhlenhuth), so können wir doch schon jetzt sagen, daß das Arsenobenzol für uns Ärzte ein wertvolles Mittel in der Behandlung der Syphilis bildet. Freilich wird noch eine gewisse Zeit vergehen, und werden noch viele Erfahrungen gesammelt und Fragen geklärt werden müssen, bis wir dieses neue Heilmittel richtig und zweckmäßig gebrauchen gelernt haben.

Durch vorliegende möglichst objektiv gehaltene Zusammenstellung der einschlägigen Berichte wird, glaube ich, der Praktiker in den Stand gesetzt, selbst beurteilen zu können, wann bzw. in welchen Fällen er sich des neuen Ehrlich-Hataschen Mittels bedienen darf, wie er es anzuwenden hat, und welche Erfolge er sich davon versprechen kann.

Bei der anscheinend verhältnismäßig geringen toxischen Wirkung des Arsenobenzols wird der Praktiker wohl in allen Stadien der Syphilis dieses neue Präparat anwenden können. Er wird es anwenden müssen, wenn es sich um Fälle handelt, die sich einer Quecksilber- und Jodtherapie gegenüber refraktär verhalten oder von ihr nur wenig beeinflußt werden. Glücklicherweise entfaltet gerade bei fast allen derartigen Fällen das Arsenobenzol eine besonders gute und zufriedenstellende Wirkung. Außer dem beobachtet man bei solchen Fällen auch, daß nach einer Arsenobenzolinjektion das Quecksilber auf die etwa noch bestehenden Reste wieder günstiger einwirkt. Dasselbe ist der Fall bei Krankheitsformen besonders der tertiären, malignen bzw. ulzerös-tertiären Periode und der hereditären Lues, bei denen oft eine einzige Dosis des Ehrlichschen Mittels geradezu lebensrettend wirken kann. Bei den fortgeschrittenen para- und metasyphilitischen Erkrankungen des Nerven- und des Gefäßsystems wird man, wie es auch Ehrlich fordert, wohl im allgemeinen von Verwendung des Arsenobenzols absehen. Denn einmal sind nach übereinstimmenden Berichten hier die geringsten Erfolge zu erwarten, und dann kann hier, besonders in fortgeschrittenen Fällen, dieses Mittel unter Umständen schwer toxisch wirken.

Man wird ferner Arsenobenzol anzuwenden versuchen, wenn häufige Rezidive kurze Zeit nach einer Quecksilberkur auftreten. Behandelt man reguläre Fälle von frischer Syphilis der primären und secundären Periode mit Arsenobenzol, etwa von dem Standpunkte aus, ähnlich wie bei der Frühbehandlung präventiv bzw. coupierend wirken zu können, so wird man, wie auch Hoffmann, Neißer, Weintraud u. a. raten, unter allen Umständen einige durchgreifende Quecksilberkuren nachschicken müssen. Sind es doch nicht bloß die manifesten Erscheinungen der Lues, die wir behandeln bzw. zum Schwinden bringen wollen! Auch wenn diese kurze Zeit nach Beginn einer spezifischen Kur abgeheilt waren, behandelten wir bisher noch eine gewisse Zeit weiter, ja wiederholten ganze Kuren, selbst wenn die Patienten symptomlos waren, „da", ich zitiere die Worte W. Fischers, „eine lange Erfahrung uns gelehrt hatte in der prolongierten Hg-Therapie auch eine gewisse Prophylaxe gegen weitere Rezidive und deletäre Späterkrankungen zu sehen". Ob uns diese Erwartungen auch die Arsenpräparate und insbesondere das Arsenobenzol Ehrlichs hoffen lassen, bleibt der Erfahrung vieler Jahre vorbehalten.

Bei der Beurteilung, ob man das Arsenobenzol zur Behandlung der primären und der sekundären Syphilis heranziehen soll, wird man sich aber ferner von der Frage leiten lassen müssen, ob wir denn tatsächsich im Ehrlich-Hata-Präparat ein dem Quecksilber überlegenes und zugleich ungiftigeres Präparat haben. Wir wissen, daß gerade gewisse Fälle der primären und der sekundären Periode, größere, stark indurierte Primäraffekte und stärkere Drüsenschwellungen, papulöse Exantheme, Anal und Genitalpapeln, dem neuen Präparat weniger als der üblichen Quecksilbertherapie zugänglich sind. Ferner finden sich die meisten der bisher beobachteten Versager bzw. Rezidive gerade bei Fällen der frühsekundären Periode. Mit einigen Injektionen eines der üblichen Quecksilberpräparate erreichen wir aber meist denselben Zweck, wozu noch kommt, daß diese entschieden keine solchen unangenehmen, ja oft toxischen Nebenwirkungen haben, wie sie einer Injektion von Arsenobenzol unter Umständen folgen können.

Jedenfalls aber muß man Patienten, die man in der Frühperiode der Syphilis mit Arsenobenzol behandelt hat, auch nach dem Schwinden der manifesten Symptome unter genauer Aufsicht behalten und über den augenblicklichen Stand ihrer Krankheit, d. h. über die Wahrscheinlichkeit des Auftretens von Rezidiven und über die Ansteckungsfähigkeit im Latenzstadium aufklären und vor allem warnen, zu frühzeitig und zu sorglos zu heiraten oder den geschlechtlichen Verkehr wieder aufzunehmen. Hat sich doch, worauf ich bereits gelegentlich der Besprechung der Rezidive hingewiesen habe, infolge der überaus günstigen ersten Mitteilungen über die Wirkung des „Ehrlich-Hata 606" in allen Laienkreisen der Begriff „Heilung der Syphilis auf einen Schlag" so eingebürgert, daß rückhaltlose Aufklärung im Interesse des Allgemeinwohls dringend geboten ist!

Was die Kontraindikationen einer Arsenobenzolbehandlung betrifft, so gelten hierfür in erster Linie fortgeschrittene Erkrankungen des Nerven- und des Blutgefäßsystems. Vollkommen kompensierte Herzfehler brauchen nach Graßmann jedoch eine Ehrlich-Hatabehandlung nicht ohne weiteres auszuschließen. Große Vorsicht ist natürlich bei bereits bestehenden anderweitigen Organerkrankungen, insbesondere der Nieren, geboten, auch wenn es sich hierbei direkt um syphilitische Erkrankungen dieser Organe handelt. Arsenobenzol bei Erkrankungen des Sehnerven, selbst wenn diese auf syphilitischer Basis beruhen, anzuwenden, erscheint mir, wie ich bereits weiter oben erwähnt habe, bei der Natur dieses Präparates nicht so unbedenklich.

Weitere Fragen, ob wir die unschädliche Höchstdosis bei Einzeleinspritzungen genau kennen, ob und in welchen Zwischenräumen wir die Injektionen wiederholen können, und bis zu welcher Gesamtdosis wir gehen dürfen ohne Schaden für den Organismus, sind, wie ich ebenfalls schon erwähnt habe, zurzeit noch nicht völlig geklärt.

Die Injektionen wurden ja bei ungenügender Wirkung oder bei Rezidiven von verschiedenen Autoren 1—2 mal in kleineren oder größeren Intervallen, meist in etwas geringeren Dosen als die erste Einspritzung, wiederholt. Besondere toxische Nebenwirkungen sind bei diesen wiederholten Einspritzungen bisher noch nicht beobachtet worden, aber auch nicht immer völliges Schwinden dieser Krankheitsprodukte. Der Praktiker wird bei eventuell vorzunehmenden Reinjektionen größte Vorsicht üben und stets darauf Bedacht haben müssen, daß bei einem noch vorhandenen Arsendepot — die intramuskulären und die subkutanen Injektionen bilden aber solche, die von ziemlich langer Dauer sein können — leicht eine kumulative Arsenwirkung auftreten kann. v. Raven warnt bezüglich des dem Arsenobenzol ja so nahe verwandten Arsenophenylglycins vor der öfteren Wiederholung insbesondere kleinerer Dosen, weil dadurch Überempfindlichkeit und toxische Wirkung eintreten kann. Ob dann aber bei wiederholten Einspritzungen des Arsenobenzols nicht auch ebenso wie beim Atoxyl schwere Schädigungen insbesondere des Sehnerven auftreten können, steht meiner Ansicht nach noch zu wenig fest, um eine Verallgemeinerung der wiederholten Einspritzungen des Ehrlich-Hataschen Mittels zu gestatten.

Zum Schluß dieser meiner Ausführungen möchte ich nicht verfehlen, meinem hochverehrten Chef, Herrn Geheimrat Uhlenhuth, Direktor am Kaiserlichen Gesundheitsamt, und meinem sehr verehrten Kollegen, Herrn Dr. Arndt, I. Assistent der Königl. Universitätspoliklinik für Haut- und Geschlechtskrankheiten in Berlin, für ihre liebenswürdige Unterstützung meinen ergebensten Dank auszusprechen.

Literatur.[1]

Alt, „Behandlungsversuche mit Arsenophenylglycin bei Paralytikern." Münchner Med. Wochenschr. 1909, Nr. 29, S. 1457.
— „Das neueste Ehrlich-Hata-Präparat gegen Syphilis." Münchner Med. Wochenschr. 1910, Nr. 11, S. 561.
— Berliner Klin. Wochenschr. 1910, Nr. 27, S. 1293.
— „Zur Technik der Behandlung mit dem Ehrlich-Hataschen Syphilis-mittel." Münchner Med. Wochenschr. 1910, Nr. 34, S. 1774.
— „Die Bedeutung der neuesten Behandlung der Syphilis für die öffent-liche Gesundheitspflege." Zeitschr. f. Medizinalbeamte, 1910, H. 14,
— Berliner Klin. Wochenschr. 1910, Nr. 40, S. 1857.
— Diskussionsbemerkungen auf der 82. Versammlung deutscher Natur-forscher in Königsberg. Deutsche Med. Wochenschr. 1910, Nr. 41, S. 1896.
Aßmy, „Zur Technik der intravenösen Hatainjektion." Med. Klin. 1910, Nr. 48, S. 1898.
Basch, Budapesti Orvosi Ujság 1910, Nr. 37.
— Berliner Med. Gesellschaft. Therap. d. Gegenw. 1910, H. 7.
Bertarelli, Pasini, Botelli, Giornale italiano delle malattie Veneree e della pelle 1910, Nr. 4.
Blaschko, Mitteilung der Deutschen Gesellschaft zur Bekämpfung der Geschlechtskrankheiten 8, H. 4, 1910.
— „Kritische Bemerkungen zur Ehrlich-Hata-Behandlung." Berliner Klin. Wochenschr. 1910, Nr. 35, S. 1611.
Blumenthal, Med. Woche 1902, Nr. 15.
— Med. Klin. 1907, Nr. 12.
— u. Jacobi, Therapeut. Monatshefte, Juli 1907, und Deutsche Med. Wochenschr. 1907, Nr. 26.
Biringer, Therapeut. Monatshefte, August 1903.
Bohač u. Sobotka, „Über unerwünschte Nebenerscheinungen nach An-wendung von Dioxydiamidoarsenobenzol (606) Ehrlich-Hata." Wiener Klin. Wochenschr. 1910, Nr. 30, S. 1102.
— — „Nachtrag zu der Mitteilung über unerwünschte Nebenerscheinungen nach Anwendung von Dioxydiamidoarsenobenzol (606) Ehrlich-Hata." Wiener Klin. Wochenschr. 1910, Nr. 31.
— — Bemerkungen zu Ehrlichs Erwiderung „Über Blasenstörungen nach Anwendung von Präparat 606" in Nr. 30 dieser Wochenschrift. Wiener Klin. Wochenschr. 1910, Nr. 34, S. 1224.
Bornemann, Münchner Med. Wochenschr. 1905, Nr. 22.
Brändle u. Clingestein, „Bisherige Erfahrungen mit Ehrlich 606." Med. Klin. 1910, Nr. 34, S. 1332.
Breinl u. Todd, British medical Journal, 19. I. 1907.

---

[1] Bis Anfang Dezember 1910.

Breßler, „Die Syphilisbehandlung mit dem Ehrlich-Hataschen Mittel (Dioxydiamidoarsenobenzol).“ 1.—3. Aufl. Halle a. S.

Breuning, Derm. Zentralbl. X, Nr. 5.

Citron, H. u. Mulzer, P., „Über die Herstellung gebrauchsfertiger Lösungen von Dioxydiamidoarsenobenzol (Ehrlich-Hata 606).“ Med. Klin. 1910, Nr. 39, S. 1531.

Darrier, La clinique ophthalmologique 1907, Nr. 3.

Dobrovits, „Über die Heilwirkung von Ehrlich 606 durch die Mutter auf den Säugling.“ Wiener Med. Wochenschr. 1910, Nr. 38, S. 2209.

— Wiener Med. Wochenschr. 1910, Nr. 40.

Donagh, Mc., The Lancet 2, Nr. X, 1910.

Dörr, Wiener Klin. Wochenschr. 1910, Nr. 26, S. 987.

Duhot, Annales de la policlinique centrale, Brüssel 1910, Nr. 5 u. 6.

— „Le 606“, Imprimerie de la policlinique centrale à Bruxelles.

— „Unerwartete Resultate bei einem hereditär-syphilitischen Säugling nach Behandlung der Mutter mit 606.“ Münchner Med. Wochenschr. 1910, Nr. 35, S. 1825.

Ehrlich, „Über den jetzigen Stand der Chemotherapie.“ Berichte der Chem. Gesellsch. 42, H. 1.

— „Chemotherapie von Infektionskrankheiten.“ Zeitschr. f. ärztl. Fortbildung 1909, Bd. 6, Nr. 23, S. 721.

— „Chemotherapeutische Trypanosomenstudien.“ Berliner Klin. Wochenschr. 1907, Nr. 9—12.

— „Über Blasenstörungen nach Anwendung des Präparates 606. Erwiderung auf den Artikel usw.“ Wiener Klin. Wochenschr. 1910, Nr. 31, S. 1132.

— Med. Klin. 1910, Nr. 34, S. 1522.

— „Bietet die intravenöse Injektion von 606 besondere Gefahren?“ Münchner Med. Wochenschr. 1910, Nr. 35, S. 1826.

— „Chemotherapie von Infektionskrankheiten.“ Zeitschr. f. ärztl. Fortbildung, Bd. 6, Nr. 23, S. 721.

— u. Bertheim, Pharm. Ztg. 1907, 1. Mai.

— — Berichte der Deutsch. Chem. Gesellschaft, 40, 3293.

— -Hata, „Die experimentelle Chemotherapie der Spirillosen.“ Verlag Julius Springer, Berlin 1910.

Ehrmann, „Einige Bemerkungen über die Wirkung des neuen Ehrlichschen Präparates 606.“ Wiener Med. Klin. 1910, Nr. 38, S. 2202.

Eitner, E., „Kasuistik über Ehrlich 606.“ Wiener Klin. Wochenschr. 1910, Nr. 34, S. 1233.

— „Blasenstörungen und andere Nebenerscheinungen nach einer Injektion von Ehrlich 606.“ Münchner Med. Wochenschr. 1910, Nr. 45, S. 2345.

Emery, „La préparation 606.“ Paris 1910, Nr. 37.

„Die Behandlung der Syphilis mit dem Ehrlichschen Präparat 606.“ Verhandlungen auf der 82. Versammlung Deutscher Naturforscher und Ärzte in Königsberg am 20. September 1910. Deutsche Med. Wochenschr. 1910, Nr. 41.

Fauser, Med. Korrespondenzbl. d. Württ. Ärztl. Landesvereins. Juli 1910.

Favento, Münchner Med. Wochenschr. 1910, Nr. 40. S. 2080.

Finger, Ärztl. Reform-Ztg. 1910, Nr. 14.

— „Die neuesten Errungenschaften auf dem Gebiete der Syphilidologie.“ Wiener Klin. Wochenschr. 1908, Nr. 1, S. 1.

— „Die Behandlung der Syphilis mit Ehrlichs Arsenobenzol.“ Wien. Klin. Wochenschr. 1910, Nr. 47, S. 1667.

Fischer, W., „Über die Ehrlichsche Syphilisbehandlung". Therapie d.
        Gegenwart. September 1910, H. 9.
— W., „Beiträge zur Behandlung der Syphilis mit Ehrlich-Hata 606."
        Med. Klin. 1910, Nr. 45.
— u. Hoppe, „Das Verhalten des Ehrlich-Hataschen Präparates im
        menschlichen Körper." Münchner Med. Wochenschr. 1910, Nr. 29,
        S. 1531.
Fleckseder, Wiener Klin. Wochenschr. 1910, Nr. 36, S. 1279.
Forbat, Wiener Med. Wochenschr. 1910, Nr. 40.
Fränkel u. Grouven, „Erfahrungen mit dem Ehrlichschen Mittel 606."
        Münchner Med. Wochenschr. 1910, Nr. 34, S. 1771.
Fuld, Semaine médicale 1910, Nr. 38.
Fürth, „Erfahrungen mit Ehrlich 606." Wiener Klin. Wochenschr. 1910,
        Nr. 43, S. 1524.
Galewsky, Ref. Med. Klin. 1910, Nr. 47, S. 1877.
Gennerich, „Über Syphilisbehandlung mit Ehrlich 606." Berliner Klin.
        Wochenschr. 1910, Nr. 38, S. 1785.
— „Erfahrungen über Applikationsart und Dosierung bei Ehrlich-
        Behandlung." Berliner Klin. Wochenschr. 1910, Nr. 46, S. 2089.
— „Über Syphilisbehandlung mit Ehrlich 606." Berliner Klin. Wochen-
        schr. 1910, Nr. 38, S. 1735.
Gerber, „Über die Wirkung des Ehrlich-Hataschen Mittels 606 auf die
        Mundspirochaeten." Deutsche Med. Wochenschr. 1910, Nr. 46,
        S. 2144.
Géronne u. Huggenberg, Mitteilungen im „Verein der Ärzte Wiesbadens".
        Berliner Klin. Wochenschr. 1910, Nr. 28.
Glaser, „Ehrlich 606." I.—III. Aufl. Wien 1910.
Glaubermann, Berliner Klin. Wochenschr. 1907, Nr. 36.
Glück, „Kurzer Bericht über 109 mit 606 behandelte Luesfälle." Münchner
        Med. Wochenschr. 1910, Nr. 31, S. 1638.
Gourwitsch u. Bormann, „Das Ehrlich-Hata-Präparat 606." Deutsche
        Med. Wochenschr. 1910, Nr. 38, S. 1750.
Graßmann, „Welche Herzerkrankungen bilden voraussichtlich eine
        Kontraindikation gegen die Anwendung von Ehrlich-Hata 606?"
        Münchner Med. Wochenschr. 1910, Nr. 42, S. 2178.
Greven, Münchner Med. Wochenschr. 1910, Nr. 40.
Grósz, „Arsenobenzol (Ehrlich 606) gegen syphilitische Augenleiden."
        Deutsche Med. Wochenschr. 1910, Nr. 37, S. 1693.
Grüter, „Arsenophenylglycin bei äußeren Augenerkrankungen". Deutsche
        Med. Wochenschr. 1909, Nr. 10, S. 444.
Hallopeau, Bulletin géneral de Thérapeutique, 23. Juni 1907.
— u. Boudet, Bulletin de Dermatologie et de Syphiligraphic 1907,
        Nr. 6.
— La Clinique, 6. September 1907.
— „Sur un traitement abortif de la syphilis en trente jours." Bulletin
        de l'Académie de medecine, 3. sér. Tom. LXIII, p. 482.
Hamel, H., „Behandlung der Syphilide mittels lokaler Quecksilber-
        injektionen." Annales de Derm. et de Syph. Mai 1908.
Heinrich, „Einige bemerkenswerte Fälle von Arsazetinbehandlung mit
        historischen und kritischen Bemerkungen". Therap. Monatsh. 1910,
        Novemberheft.
Henius, Inaug.-Diss. Gießen 1902.
Hecker, „Zur Bewertung der Wirksamkeit von Ehrlich-Hata 606."
        Deutsche Med. Wochenschr. 1910, Nr. 46, S. 2143.

Hermann, „Einige Bemerkungen über die Wirkung des neuen Ehrlich-
schen Präparates 606." Wiener Med. Wochenschr. 1910, Nr. 38, S. 2202.
Herxheimer, „Arsenobenzol und Syphilis." Deutsche Med. Wochenschr.
1910, Nr. 33, S. 1517.
— G., u. Reinke, F., „Über den Einfluß des Ehrlich-Hataschen Mittels
auf die Spirochaeten bei kongenitaler Syphilis."
— u. Schonnefeld, Med. Klin. 1910, Nr. 36, S. 1400.
Heubner, Therap. Monatsh. 1910, H. 8.
Heuck, Berliner Klin. Wochenschr. 1907, Nr. 35.
Heymann, Deutsche Med. Wochenschr. 1909, Nr. 50.
Hoche, Münchner Med. Wochenschr. 1905, Nr. 14.
Hoffmann, E., Nachtrag zu der Arbeit von Schaudinn und E. Hoffmann
über Spirocheate pallida usw. Berliner Klin. Wochenschr. 1905, Nr. 23.
— „ Über das Vorkommen von Spirochaeten bei ulzerierten Karzinomen."
Berliner Klin. Wochenschr. 1905, Nr. 28, S. 880.
— „Weitere Mitteilungen über das Vorkommen der Spirochaete pallida
bei Syphilis." Berliner Klin. Wochenschr. 1905, Nr. 32.
— „Spirochaete pallida bei einem mit Blut geimpften Makakus." Berliner
Klin. Wochenschr. 1905, S. 46.
— „Weitere Mitteilungen über Spirochaete pallida mit Demonstration."
Derm. Zeitschr. 1905.
— „Über die Spirochaete pallida." Deutsche Med. Wochenschr. Nr. 43,
S. 1710.
— „Die Ätiologie der Syphilis." Julius Springer, Berlin 1906.
— „Atlas der ätiologischen und experimentellen Syphilisforschung."
Julius Springer, Berlin 1908.
— u. Blumenthal, „Verwertbarkeit der Serodiagnose bei Syphilis."
Derm. Zeitschr. 1908, S. 23.
— „Die Ätiologie der Syphilis." Verlag Julius Springer, Berlin 1910.
— E., „Die Behandlung der Syphilis mit dem neuen Ehrlich-Hataschen
Arsenpräparat." Med. Klin. 1010, Nr. 33, S. 1901.
Holländer, Verein f. inn. Med. (Sitzung vom 1. Juli 1907.) Ref. Berliner
Klin. Wochenschr. 1907, Nr. 30, S. 974.
Hügel u. Ruete, Münchner Med. Wochenschr. 1910, Nr. 39.
Igerheimer, Berliner Klin. Wochenschr. 1910, Nr. 33.
Isaac, H., „Ergebnisse mit dem Ehrlichschen Präparat 606, Dioxydiamido-
arsenobenzol." Berliner Klin. Wochenschr. 1910, Nr. 33, S. 1528.
Iversen, „Über die Wirkung des neuen Arsenpräparates (606) Ehrlichs
bei Rekurrens." Münchner Med. Wochenschr. 1910, Nr. 15, S. 777.
— „Über die Behandlung der Syphilis mit dem Präparat 606 Ehrlichs."
Münchner Med. Wochenschr. 1910, Nr. 33, S. 1723.
Jaraux, Presse Méd. Belge 1910, Nr. 37.
Johnston, A., „Intravenous injection of soamin in cerebrospinalmenin-
gitis." Brit. Med. Journ. 1910, Vol. 1, p. 193.
Junkermann, Med. Klin. 1910, Nr. 35.
— „Zur Technik der Behandlung mit dem Ehrlichschen Präparat 606."
Med. Klin. 1910, Nr. 40, S. 1572.
Jutoch, Mc., The Lancet 2, Nr. X, 1910.
Jvanyi, Wiener Med. Wochenschr. 1910, Nr. 36.
Kalb, „Über die Einwirkung des Ehrlichschen Arsenobenzols auf die Lues
der Kinder, mit besonderer Berücksichtigung der Lues congenita."
Wiener Klin. Wochenschr. 1910, Nr. 39, S. 1378.
Klemperer, „Zur Behandlung der perniziösen Anämie." Berliner Klin.
Wochenschr. 1908, Nr. 52, S. 2293.

Kowalewski, „Neuritis optica als Rezidiv nach Ehrlich-Hata 606."
    Berliner Klin. Wochenschr. 1910, Nr. 47, S. 2141.
Kren, „Über Syphilisbehandlung mit Ehrlichs Heilmittel." Wiener klin.
    Wochenschr. 1910, Nr. 45, S. 1596.
Koch, R., Deutsche Med. Wochenschr. 1906, Nr. 51 (Sonderbeilage).
— Deutsche Med. Wochenschr. 1907, Nr. 2.
Kromayer, Biochimica u. Therapia Sperimentale 2, H. V.
— Berliner Klin. Wochenschr. 1910, Nr. 27, S. 1294.
— „Eine bequeme, schmerzlose Methode der Ehrlich-Hata-Injektion."
    Berliner Klin. Wochenschr. 1910, Nr. 37, S. 1698.
— „Ehrlich-Hata 606 in der ambulanten Praxis." Berliner Klin. Wochen
    schr. 1910, Nr. 39, S. 1791.
— „Theoretische und praktische Erwägungen über Ehrlich-Hata 606."
    Berliner Klin. Wochenschr. 1910, Nr. 34, S. 1585.
Landsberger, Therapie der Gegenwart 1907, Nr. 3.
Lange, „Zur Kenntnis der Wassermannschen Reaktion bei mit Ehrlichs
    606 behandelten Luesfällen." Berliner Klin. Wochenschr. 1910, Nr. 36,
    S. 1656.
Lassar, Berliner Klin. Wochenschr. 1907, Nr. 22.
Lesser, E., Lehrbuch der Geschlechtskrankheiten.   10. und 11. Aufl.
    Verlag Vogel.
— „Die Syphilisbehandlung im Lichte der neuen Forschungsergebnisse."
    Verein f. inn. Med., Sitzung vom 10. Juni 1907.
Loeb, „Erfahrungen mit Ehrlichs Dioxydiamidoarsenobenzol (606)."
    Münchner Med. Wochenschr. 1910, Nr. 30, S. 1580.
Malinowsky, Przeglad Chorob 1910, Nr. 8.
Maaß, Berliner Klin. Wochenschr. 1907, Nr. 17.
Meirowsky, „Die Einwirkung des Ehrlichschen Mittels auf den syphili-
    tischen Prozeß." Med. Klin. 1910, Nr. 42, S. 1653.
— u. Hartmann, „Beeinflussung der Symptome eines hereditär syphili-
    tischen Säuglings durch das Serum von Patienten, die mit Ehr-
    lichs Arsenobenzol vorbehandelt waren." Med. Klin. 1910, Nr. 40,
    S. 1572.
Meltzer, New York Med. Journ. 82, Nr. 8.
Metschnikoff u. Roux, Annal. de l'Institut Pasteur, Bd. 19, 1905.
Mesnil u. Nicolle, Annal. de l'Institut Pasteur, 25. I. 1907.
Michaelis, L., Demonstration in der Berliner Klin. Gesellschaft vom
    22. Juni 1910. Ref. Berliner Klin. Wochenschr. 1910, Nr. 28.
— „110 Fälle von Syphilis, behandelt nach Ehrlich-Hata." Berliner
    Klin. Wochenschr. 1910, Nr. 37, S. 1695.
— „Die subkutane Anwendung des Ehrlich-Hataschen Syphilispräparates."
    Berliner Klin. Wochenschr. 1910, Nr. 33, S. 1531.
Micheli u. Quarelli, Corriere sanitario 1910, Nr. 30.
Miekley, „Über die Wirkung des atoxylsauren Quecksilbers auf die mensch-
    liche Syphilis." Deutsche Med. Wochenschr. 1909, Nr. 41.
Milian, Le progrès médical 1910, Nr. 35.
Mondschein, Wiener Med. Wochenschr. 1910, Nr. 36.
Moore, Nierenstein u. Todel, Biochemical Journal 1907, 2, 324.
Moses, Berliner Klin. Wochenschr. 1907, Nr. 38.
Mulzer, P., „Über das Vorkommen von Spirochaeten bei syphilitischen und
    anderen Krankheitsprodukten." Berliner Klin. Wochenschr. 1905,
    Nr. 36, S. 1144—1149.
— „Sammelreferat über Spirochaeten befunde bei Syphilis." Arch. f. Derm.
    1906, Bd. LXXIX, H. 2 u. 3.

Mulzer, P., „Zur Technik und praktischen Verwertung der Wassermannschen Reaktion." Zeitschr. f. Immf. 1910, Bd. 5, H. 2 u. 3.
— u. Michaelis, „Hereditäre Lues und Wassermannsche Reaktion." Berliner Klin. Wochenschr. 1910, Nr. 30.
— s. Citron.
— s. Uhlenhuth.
Müller, „Zur Therapie des syphilitischen Primäraffekts." Med. Klin. 1910, Nr. 48, S. 1899.
Neißer, A., „Die experimentelle Syphilisforschung nach ihrem gegenwärtigen Stande". Berlin 1906, Verlag Julius Springer.
— „Über die Verwendung des Arsazetins (Ehrlich) bei der Syphilisbehandlung. Deutsche Med. Wochenschr. 1908, Nr. 35, S. 1500.
— „Über das neue Ehrlichsche Mittel." Offener Brief an den Herausgeber der Deutschen Med. Wochenschr. Deutsche Med. Wochenschr. 1910, Nr. 26, S. 1212.
— u. Kuznitzki, „Über die Bedeutung des Ehrlichschen Arsenobenzols für die Syphilisbehandlung." Berliner Klin. Wochenschr. 1910, Nr. 32, S. 1485.
Nocht u. Werner, Deutsche Med. Wochenschr. 1910, Nr. 34.
Nyström, „Ehrlich-Hata"-Medlet". Stockholm 1910, Björk u. Börjesson.
Oppenheim, „Über Quecksilberfestigkeit der Syphilisspirochaeten nebst Bemerkungen zur Therapie mit Ehrlich-Hata 606." Wiener Klin. Wochenschr. 1910, Nr. 37, S. 1308.
Pasini, „Über eine einfache und praktische Injektionsmethode des Ehrlich-Hata-Präparates 606." Münchner Med. Wochenschr. 1910, Nr. 47, S. 2461.
— Corriere sanitario 1910, Nr. 30.
Pick, K. K. Gesellschaft d. Ärzte in Wien. Ref. Wiener Klin. Wochenschr. 1910, Nr. 26.
— „Bericht über die bisherigen Resultate der Behandlung der Syphilis mit dem Präparate von Ehrlich-Hata (120 Fälle)." Wiener Klin. Wochenschr. 1910, Nr. 33, S. 1193.
Polland u. Knaur, „Bericht über 50 mit Ehrlich-Hata 606 behandelte Luesfälle." Wiener Klin. Wochenschr. 1910, Nr. 43, S. 1521.
Prichard, R., „A case presenting the early symptoms of general paralysis, with recovery under Soamin." Brit. Med. Journ. 1910, Vol. 1, p. 192.
Riehl, „Über Syphilisbehandlung mit Ehrlichs Heilmittel." Wiener Klin. Wochenschr. 1910, Nr. 45, S. 1594.
Rosenthal, „Über 606." Berliner Klin. Wochenschr. 1910, Nr. 47, S. 2137.
Ruele, Münchner Med. Wochenschr. 1909, Nr. 14.
Rumpel, Ref. Med. Klin. 1910, Nr. 46, S. 1837.
Salmon, Comptes rendues hebdom. soc. Biologie, 22. März 1907.
— Comptes rendues hebdom. soc. Biologie, 19. April 1907.
Salomon, „Beitrag zur Behandlung der Syphilis mit Ehrlich-Hata 606." Med. Klin. 1910, Nr. 42, S. 1652.
Schanz, „Das Ehrlichsche Präparat 606 bei Augenkrankheiten." Münchner Med. Wochenschr. 1910, Nr. 45, S. 2344.
Schaudinn u. Hoffmann, E., „Vorläufiger Bericht über das Vorkommen von Spirochaeten in syphilitischen Krankheitsprodukten und bei Papillomen." Arbeiten aus dem Kaiserlichen Gesundheitsamte (10. IV. 1905), Bd. XXII, H. 2, S. 527.
— „Über Spirochaetenbefunde im Lymphdrüsensaft Syphilitischer." Deutsche Med. Wochenschr. (4. V. 1905, Nr. 18, S. 711—714).

Schaudinn, Demonstration in der Berliner Med. Ges., 17. Mai 1905. Berliner Klin. Wochenschr. 1905, Nr. 22, S. 694.
— Schlußwort zur Diskussion in der Sitzung der Berliner Med. Ges. vom 24. V. 1905. Berliner Klin. Wochenschr. 1905, Nr. 23, S. 733.
— „Über Spirochaete pallida bei Syphilis und die Unterschiede dieser Form gegenüber anderen Arten dieser Gattung." Berliner Klin. Wochenschr. (29. V. 1905), Nr. 22, S. 673.
— „Zur Kenntnis der Spirochaete pallida." Deutsche Med. Wochenschr. (19. X. 1905), Nr. 42, S. 1665, und Nr. 43, S. 1728.
— „Erwiderung auf vorstehende Beurkundung (Butschlis)." Deutsche Med. Wochenschr. 1906, Nr. 2, S. 71.
— Diskussionsbemerkung. XV. Internationaler Kongreß Lissabon, 19. bis 26. April 1906. Ref. Derm. Zeitschr., Bd. XIII, H. 8, S. 573.
Schild, Berliner Klin. Wochenschr. 1902, Nr. 13.
— Derm. Zeitschr. 1903, X, H. 1.
Schreiber, E., „Über die intravenöse Einspritzung des Ehrlichschen Mittels „606." Münchner Med. Wochenschr. 1910, Nr. 39, S. 2026.
— u. Hoppe, „Über die Behandlung der Syphilis mit dem neuesten Ehrlich-Hataschen Arsenpräparat 606." Münchner Med. Wochenschr. 1910, Nr. 27, S. 1430.
Schwabe, „Über die Wirkung des Ehrlichschen Arsenobenzols auf Psoriasis und Lichen ruber planus." Münchener Med. Wochenschr. 1910, Nr. 36, S. 1877.
Schwartz u. Flemming, „Über das Verhalten des Ehrlich-Hataschen Präparates, des Arsenophenylglycins, des Jodkalis und des Sublimats zur Wassermannschen Reaktion." Münchner Med. Wochenschr. 1910, Nr. 37, S. 1933.
Seligmann u. Croner, Deutsche Med. Wochenschr. 1907, 20. Juni.
Sellei, „Die klinische Wirkung des Ehrlichschen Diamidoarsenobenzols (606)." Münchner Med. Wochenschr. 1910, Nr. 39, Nr. 2031.
Sieskind, „Zusammenfassender Bericht über 375 mit dem Ehrlich-Hataschen Präparat behandelte Fälle." Münchner Med. Wochenschr. 1910, Nr. 39, S. 2027.
Spatz, A., „Vorläufige Mitteilungen über die mit der „Therapia sterilisans magna" (Ehrlich-Hata-Präparat) behandelten syphilitischen Fälle." Wiener Med. Wochenschr. 1910, Nr. 17.
Spiethoff, Münchner Med. Wochenschr. 1910, Nr. 35, S. 1822.
Strauß, „Frühbehandlung des syphilitischen Primäraffektes mit Quecksilberapplikation und Kauterisation." Derm. Zentralbl., Novemb. 1906.
Taege, „Über die erfolgreiche Behandlung eines syphilitischen Säuglings durch Behandlung seiner stillenden Mutter mit 606." Münchner Med. Wochenschr. 1910, Nr. 33, S. 1725.
— „Erfahrungen und Beobachtungen bei der Behandlung der Syphilis mit Ehrlich-Hatas Präparat 606." Münchner Med. Wochenschr. 1910, Nr. 42, S. 2180.
Thalmann, „Die Syphilis und ihre Behandlung im Lichte neuer Forschungen." April 1906.
Tomasczewski, „Bericht in der Gesellschaft der Charitéärzte am 2. Juni 1910." Berliner Klin. Wochenschr. 1910, Nr. 33, S. 1553.
Torday, „Bericht über die Ehrlich-Hatasche Behandlung." Wiener Klin. Wochenschr. 1910, Nr. 39, S. 1381.
Treupel, „Erfahrungen und Erwägungen mit dem neuen Ehrlich-Hataschen Mittel bei syphilitischen und metasyphilitischen Erkrankungen." Deutsche Med. Wochenschr. 1910, Nr. 30, S. 1393.

Treupel, „Weitere Erfahrungen bei syphilitischen und metasyphiliti-
    schen Erkrankungen mit Ehrlich-Hata-Injektionen." Deutsche Med.
    Wochenschr. Nr. 36, S. 1787.
Truffi, Biochimica und Therapia Sperimentale 2, H. 5.
Uhlenhuth, Vortrag auf dem Kolonialkongreß 1910.
— Groß u. Bickel, „Untersuchungen über die Wirkung des Atoxyls
    auf Trypanosomen und Spirochaeten." Deutsche Med. Wochenschr.
    1907, Nr. 4.
— Diskussionsbemerkungen.   Berliner Med. Ges., 13. Februar 1907;
    Berliner Klin. Wochenschr. 1907, Nr. 12, S. 349.
— Diskussionsbemerkungen.   Berliner militärärztl. Ges., 21. März 1907.
    Vereinsbeilage.
— u. Groß, „Untersuchungen über die Wirkung des Atoxyls auf die
    Spirillose der Hühner." Arbeiten aus dem Kaiserlichen Gesundheits-
    amt, Bd. XXVII, H. 2, 1907.
— Diskussionsbemerkungen. Berliner Med. Ges., 15. Mai 1907; Berliner
    Klin. Wochenschr. 1907, Nr. 22.
— Hoffmann u. Roscher, „Untersuchungen über die Wirkung des
    Atoxyls auf die Syphilis." Deutsche Medizinische Wochenschr. 1907,
    Nr. 22.
— Diskussionsbemerkungen. Verein f. inn. Med., 24. Juni 1907. Deutsche
    Med. Wochenschr. 1907, Nr. 30.
— Hoffmann u. Weidanz, „Über die präventive Wirkung des Atoxyls
    bei experimenteller Affen- und Kaninchensyphilis." Deutsche Med.
    Wochenschr. 1907, Nr. 39.
— u Weidanz, „Untersuchungen über die präventive Wirkung des
    Atoxyls im Vergleich mit Quecksilber bei der experimentellen
    Kaninchensyphilis." Deutsche Med. Wochenschr. 1908, Nr. 20.
— u. Manteuffel, „Chemotherapeutische Versuche mit einigen neueren
    Atoxylpräparaten bei Spirochaetenkrankheiten, mit besonderer Be-
    rücksichtigung der experimentellen Syphilis." Zeitschr. f. Immf.
    1908, I. Bd., 1. H.
— „Über die Wirkung von atoxylsaurem Quecksilber bei Spirochaeten-
    krankheiten, insbesondere bei der experimentellen Syphilis." Med.
    Klin. 1908, Nr. 43.
— u. Mulzer, Demonstration in der Berliner Med. Ges. vom 8. Dezember
    1909. Berliner Klin. Wochenschr. 1909, Nr. 51.
— — Demonstration in der Berliner Med. Ges. vom 12. Januar 1910,
    Berliner Klin. Wochenschr. 1910, Nr. 4.
— — „Die experimentellen Grundlagen chemotherapeutischer Versuche
    mit neueren Arsenpräparaten bei Spirochaetenkrankheiten mit be-
    sonderer Berücksichtigung der Behandlung der Syphilis." Deutsche
    Med. Wochenschr. 1910, Nr. 27.
— Diskussionsbemerkung zum Vortrag von Wechselmann. Fr. Vereinig.
    f. Mikrosk., 20. 5. 1910. Zentralbl. f. Bakter., Beil. zu Abt. I, Bd. 47.
    Referat.
— Diskussionsbemerkung zur Behandlung der Syphilis mit dem Ehrlich-
    schen Präparat 606. Naturforschervers. Königsberg 21. 9. 1910.
    Deutsche Med. Wochenschr. 1910, Nr. 41.
— Diskussionsbemerkungen zu dem Vortrag von Roscher in der Berlin.
    Militärärztl. Gesellschaft, Sitzung vom 21. November 1910.
Umfrage über die Wirkung des Ehrlichschen Arsenobenzols bei Syphilis.
    Berliner Med. Klin. 1910, Nr. 36, 37, 38, 39, 41, 43, 46.
Volk, Wiener Med. Wochenschr. 1910, Nr. 35.

Wassermann, A. u. Bruck, „Ist die Komplementbindung beim Entstehen spezifischer Niederschläge eine mit der Präzipitierung zusammen-
hängende Erscheinung oder Ambozeptorenwirkung?" Med. Klin. 1905,
S. 1409.
— Münchner Med. Wochenschr. 1906, Nr. 49.
— Neißer, A. u. Bruck, C., „Eine serodiagnostische Reaktion bei
Syphilis." Deutsche Med. Wochenschr. 1906, Nr. 19, S. 755.
— — — u. Schucht, „Weitere Mitteilung über den Nachweis spezifisch
luetischer Substanz durch Komplementverank. Zeitschr. f. Hygiene
und Infektionskrankheiten 1906, S. 451.
— u. Plaut, „Über Syphilisantistoffe und Zerebrospinalflüssigkeit bei
Paralyse." Deutsche Med.
Wochenschr. 1906, Nr. 44, S. 1768.
— „Über die Entwicklung und den gegenwärtigen Stand der Serodiagnostik
bei Syphilis." Berliner Klin. Wochenschr. 1907, Nr. 50 u. 51.
— „Serodiagnostik der Syphilis und ihre Bedeutung für die praktische
Medizin." Kongreß f. inn. Med., Wien 1908.
— Münchner Klin. Wochenschr. 1908, S. 388 u. 745.
— M., u. Meier, Gg., „Zur klinischen Verwertbarkeit der Serumreaktion."
Deutsche Med. Wochenschr. 1907, Nr. 32.
Wechselmann, „Über die Behandlung der Syphilis mit Dioxydiamido-
arsenobenzol." Berliner Klin. Wochenschr. 1910, Nr. 27, S. 1292.
— Vortrag in der Berliner Med. Gesellschaft, Sitzung vom 22. Juni 1910.
— Derm. Zeitschr. 1910, 17, H. 7.
— Deutsche Med. Wochenschr. 1910, Nr. 32, S. 1478.
— „Über örtliche und allgemeine Überempfindlichkeit bei der Anwendung
von Dioxydiamidoarsenobenzol (Ehrlich 606)." Berliner Klin. Wochen-
schr. 1910, Nr. 47, S. 2133.
— u. Lange, „Über die Technik der Injektion des Dioxydiamidoarsenobenzols." Deutsche Med. Wochenschr. S. 1395, Nr. 30.
— u. Seeligsohn, „Über die Wirkung des Dioxydiamidoarsenobenzols
auf das Auge." Deutsche Med. Wochenschr. 1910, Nr. 47, S. 2189.
Weintraud, „Erfahrungen mit dem Ehrlich-Hataschen Syphilisheilmittel
606." Med. Klin. 1910, Nr. 43, S. 1683.
Werner, H., „Das Ehrlich-Hata-Mittel 606 bei Malaria." Deutsche Med.
Wochenschr. Nr. 39, S. 1792.
Wicheckiewicz, Przeglad Lekarski 1910, Nr. 39.
v. Zeißl, Wiener Med. Wochenschr. 1903, Nr. 17.
— Wiener Med. Wochenschr. 1907, Nr. 24.
— Wiener Med. Wochenschr. 1907, Nr. 33.
— Wiener Med. Wochenschr. 1910, Nr. 32.
— Wiener Med. Wochenschr. 1910, Nr. 34.
— „Bericht über die Behandlung der ersten 100 Fälle mit Ehrlich 606."
Wiener Med. Wochenschr. 1910, Nr. 38, S. 2203.
Zernik, „Patentschrift über das Ehrlich-Hatasche Präparat 606." Deutsche
Med. Wochenschr. 1910, Nr. 37, S. 1716.
Zieler, „Erfahrungen mit Ehrlich-Hata 606." Deutsche Med. Wochenschr.
1910, Nr. 44, S. 2040.
— „Entwicklung und Ergebnisse der modernen Arsentherapie bei Syphilis"
Münchner Med. Wochenschr. 1910, Nr. 47, S. 2461.